AF573313

Elisabeth Lukas

Reinhardt Wurzel

Von der Angst zum Seelenfrieden

Elisabeth Lukas
Reinhardt Wurzel

Von der Angst zum Seelenfrieden

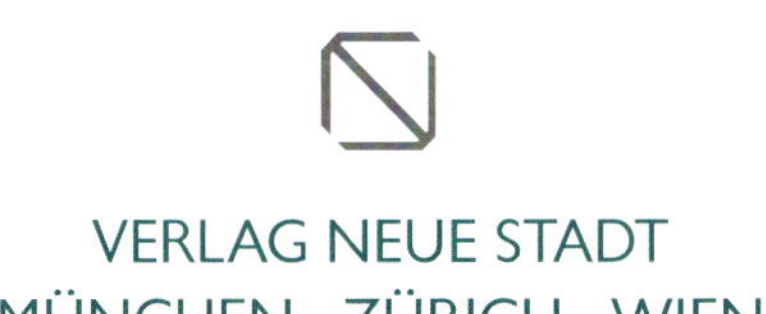

VERLAG NEUE STADT
MÜNCHEN · ZÜRICH · WIEN

2019, Neuausgabe

Gestaltung und Satz: Reinhardt Wurzel und Neue-Stadt-Grafik
Druck: Grafisches Centrum Cuno, Calbe
ISBN 978-3-7346-1203-9

Printed in Germany

www.neuestadt.com

Unseren Patienten und Klienten,
von denen wir so vieles lernen durften,
in Dankbarkeit gewidmet.

Elisabeth Lukas
Reinhardt Wurzel

Inhalt

Ansichten über ein Gewitter

Die große Sommerhitze des Tages schwindet, der angenehm kühle Wind des Abends umweht an einem Bachlauf unser Zelt inmitten des fränkischen Meteoritenkraters, dem Nördlinger Ries, wo Jürgen und ich als hobbymäßige Sternenfotografen uns niedergelassen haben. Doch der Wind kommt nicht aus heiterem Himmel. Am Horizont türmen sich schwarze, lichtdurchzuckte Wolken hoch zum Firmament, für uns der Startschuss zu einer unplanmäßigen Fotoshow: dem Spektakel eines Sommergewitters. Schon ist das Stativ aufgebaut, die Blitze zucken in der Ferne und hinterlassen ein ums andere Mal eine spektakuläre Spur auf dem digitalen Chip der Kamera. Jeder Treffer wird von uns mit Begeisterung kommentiert, denn noch stehen wir im Trockenen, sind nicht stürmischem Regen ausgesetzt. Dazu sollte es auch nicht kommen. Uns sicherheitsbewussten Naturfreunden wäre das nahe stehende Auto zum rettenden Unterschlupf geworden, aber der regenreiche Wolkenwirbel zieht weit entfernt an uns vorüber.

Ortswechsel nach Nürnberg: Silke ist zeitgleich in ihrem Wohnzimmer, sieht das samstagabendliche Fernsehprogramm, als sie plötzlich zutiefst erschrickt. Der weit entfernte Donner eines nahenden Sommergewitters dringt an ihr Ohr. Panik macht sich breit. Sie kennt das, es ist die immer wiederkehrende Reaktion, der sie sich unterwirft. Es besteht keine reale Bedrohung für den Sechs-Parteien-Wohnblock, in dem sie wohnt, geschweige denn für sie. Doch wie immer, wenn ein Gewitter naht, wird ihre Wohnung zur kleinen Festung umgebaut. Alle Rollläden werden schnellstens dicht gemacht; kein Spalt darf den Lichtschein eines Blitzes durchlassen. Die Türen sind verriegelt und Silke wird sich alsbald auf ihre Toilette zurückziehen, um dem mindestens zwanzig Minuten dauernden Durchfall – eine psychosomatische Reaktion – freien Lauf zu lassen. Die Angst, sie hat Silke gepackt! Silke ist im Würgegriff dieser psychischen Macht. So geht das jedes Mal, bis sich die gesicherte, donnerfreie Stille endlich wieder einstellt, auch wenn an Entspannung noch lange nicht zu denken ist.

Das waren zwei situative, authentische Beschreibungen eines nahezu gleichen Naturereignisses und seiner Folgen: Das Erleben der Betroffenen könnte unterschiedlicher kaum sein. Vielen Menschen sind derlei Extreme aus ihrem eigenen Leben bestens bekannt: Der eine bleibt entspannt und froh, während dem anderen jegliche Kontrolle über das Geschehen entgleitet.

Leider haben sich viele Menschen geradezu „entschlossen", sich einer Art „Opferdasein" voller Ängste und Sorgen zu ergeben, und finden wenig Kraft und Mut, sich dem fremdartigen Zwiespalt entgegenzustemmen. Auch Bequemlichkeit, sprich die Akzeptanz, im vermeintlich goldenen Käfig zu bleiben, bequem gefüttert zu werden, und sei es in der fortgesetzten Abhängigkeit schwer belastender Psychopharmaka, ist vielen recht und billig. Sich wieder frei zu machen, frei wie ein Adler seine flugbereiten Schwingen zu entfalten, braucht eben doch erste mühevolle Schritte und Ausdauer.

Jenen Betroffenen jedoch, die sich ihrer ungenutzten geistigen Ressourcen bewusst sind, die neue, wertvolle Schritte wagen möchten und sich auf ganzheitliche Erfahrungen einlassen wollen, ist dieses Buch gewidmet. Hier wird von der international bekannten Buchautorin Elisabeth Lukas ein selbsttherapeutisches „Bild“ entrollt, welches sich wie ein Puzzle aus elementaren Bausteinen zur Angstbewältigung und Angstvermeidung zusammensetzt. Angst wird hierbei nicht als jene natürliche, sinnvolle Wachsamkeit und Vorsicht verstanden, welche uns zu schützen vermag, sondern als destabilisierender, krankmachender Zustand, der häufig zu irrationalen Handlungen führt und den freien Willen unterbindet.

Wie jede Erkrankung benötigt auch solche fesselnde Angst ein entsprechendes Milieu. Befreit der Betroffene sich aber, indem er diesem Milieu konsequent den Nährboden entzieht, so kann die Rückkehr aus der Angst zum Seelenfrieden gelingen.

Reinhardt Wurzel

Es allen recht machen wollen?

In meiner langjährigen Praxistätigkeit überraschte mich immer wieder das Ausmaß und die alles durchdringende Wirkung von Sorgen und Ängsten aller Art. Während der Zeit, die ich im Rahmen von alternativmedizinischen Maßnahmen für intensive Gespräche nutze, öffnete sich mir ein Blick in die weitreichenden Zusammenhänge von körperlichen Beschwerden und innerem seelischen Druck der Betroffenen. Heute weiß man, dass mit über 80 % aller Beschwerden eine Angstkomponente verbunden ist, vom kleinen, sorgenvollen Gedanken bis hin zur tief greifenden „Neurose“. Und wir wissen auch, wie schnell bei seelischer Aufregung das vegetative Nervensystem, unser feinstes Radar, auf einwirkende Reize und Informationen reagiert und uns sekundenschnell verändert. Muskelspannung, Erhöhung von Puls, Blutdruck und Adrenalin, Reaktionen der Magen- und Darmregion zeugen von erhöhter Nervenbelastung und Anspannung, die auf Dauer zu chronischen Erkrankungen führen können. Schmerzen im Bereich des Kopfes, der Wirbelsäule und der Extremitäten, von Muskulatur und Organen, aber auch Probleme mit dem Schlaf und mangelnde Vitalität sind Beispiele physischer Einbrüche als Folge psychischer Auslöser. Umgekehrt wirkt sich die physische Befindlichkeit auch psychisch aus.

Von diesem Dilemma auf einem heilsamen Weg endlich frei zu werden, ist Sehnsucht vieler Menschen; und ihnen zu helfen, ist Anliegen dieses Buches, das auf den großen Erfahrungsschatz der Viktor-E.-Frankl-Schülerin Elisabeth Lukas zurückgreift.

▪ ▪ ▪

Elisabeth Lukas: In unserer Gesellschaft werden wir mit Informationen über Negativismen überhäuft. Das Glückende und Erfreuliche, das ebenfalls ringsum geschieht, tritt eher in den Hintergrund. Die solcherart erzeugte Dominanz des Unguten im Bewusstsein der einzelnen Menschen birgt ein krankmachendes Potenzial in sich. Deshalb ist es wichtig, das Hoffnungsvolle und Aufbauende nicht aus den Augen zu verlieren. Fragen wir uns: Was können wir tun, um ein Gegengewicht gegen die pessimistischen Trends unserer Zeit zu setzen? Nun, der Einzelne kann sehr viel tun. Vor allem kann er bei sich selbst anfangen, die Akzente seines Sinnens und Trachtens ein wenig ins Positive zu verschieben.

Ängstliche Menschen wie die eingangs erwähnte Silke neigen dazu, gedanklich ständig um ihre Probleme, Befürchtungen und Sorgen zu kreisen. Man weiß inzwischen, dass übertriebene, übermächtige Ängste nicht nur von archaischen Instinkten, sondern auch vom Verstand vorberei-

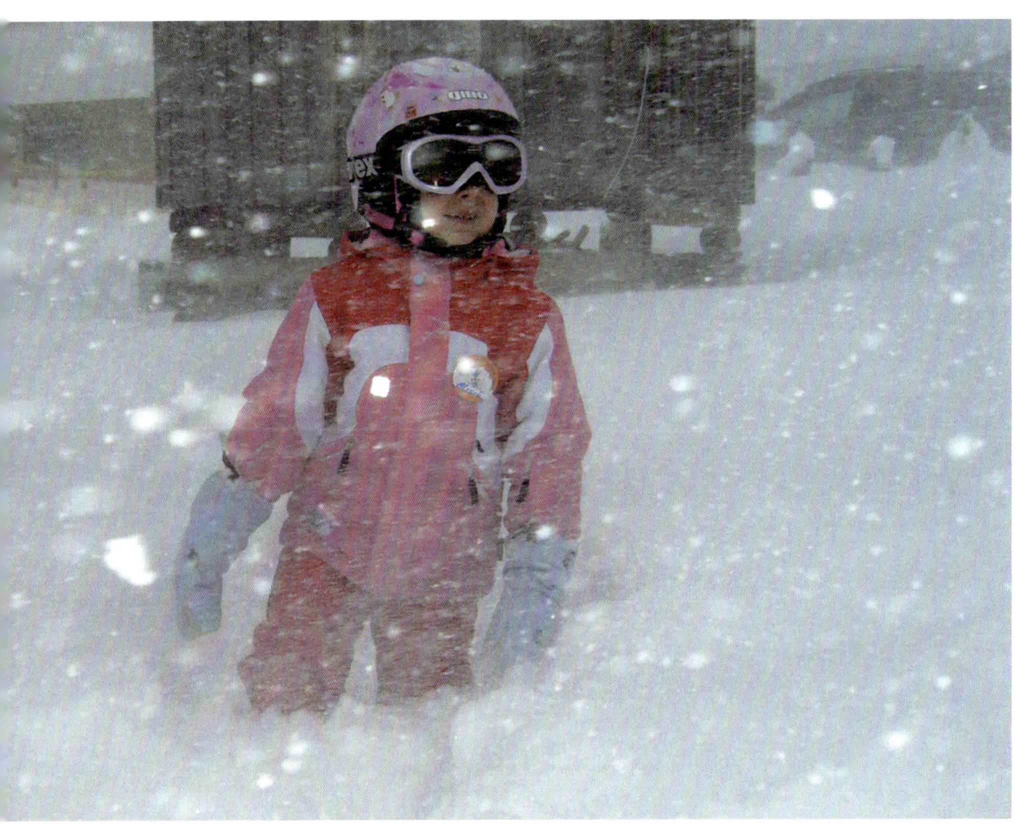

Mut statt Angst öffnet alle Sinne.

(Spielender Junge im Schneesturm in Damüls, Österreich)

tet werden, also ein gedankliches Thema sind, das in einem anschließenden Schritt die Gefühle aufwallen lässt. Angstgeplagte Menschen beobachten sich in steigendem Maße. Sie schauen auf sich selbst und auf alles, was ihnen an Schrecklichem zustoßen könnte, und sitzen dabei wie in einem „Gefängnis", anstatt die Blickrichtung zu ändern, weg von sich selbst auf etwas oder jemanden hin, außerhalb von sich selbst. Bei gesunder Selbstvergessenheit würden nämlich die „Gefängnismauern" sofort fallen. Das liebevolle, wache Interesse an der Mit- und Umwelt ist ein enormes Gegengewicht gegen Pessimismus und Panik.

Angstkrankheiten sind in der Bevölkerung verbreitet und zeigen sich auf vielfältige Weise. Ein paar Variationen seien hier herausgegriffen:
– Man fürchtet sich vor Enge, vor großen Menschenansammlungen oder in geschlossenen Räumen (zum Beispiel im Lift oder in dicht besuchten Geschäften).
– Man hat das Gefühl, nicht entkommen, seinem Schicksal nicht entrinnen zu können.
– Man fürchtet sich davor, sich vor anderen Menschen zu blamieren, vor ihnen negativ aufzufallen (zum Beispiel beim Essen, Reden oder wenn man einen Raum durchquert, in dem sich mehrere Menschen befinden).
– Man fürchtet sich vor bestimmten Tieren (zum Beispiel Spinnen, Mäusen, Hunden) oder vor der Dunkelheit.

– Man fürchtet sich vor schweren, unheilbaren Krankheiten.
– Man fürchtet sich zu versagen und davor, nicht anerkannt zu werden.

Bei Menschen, die solche Befürchtungen hegen, gibt es Gemeinsamkeiten: Sie wissen in der Regel, dass ihre Ängste übertrieben sind, trotzdem versuchen sie mit allen Mitteln, die gefürchteten Situationen zu vermeiden, ja, geradezu vor ihnen zu fliehen. Sie sind okkupiert von einer „Erwartungsangst" (Frankl), die einen dramatischen „Angstzirkel" in Gang setzt: Irgendein unangenehmes Ereignis löst die Befürchtung aus, das Ereignis könnte sich wiederholen, und diese Befürchtung zieht geradezu eine Wiederholung des Ereignisses an. Wer *einmal* kritisiert worden ist, verhält sich so unsicher und zögernd, dass er *erneut* kritisiert wird, u. Ä. Die Wiederholung des unangenehmen Ereignisses verstärkt die Erwartungsangst, zu der sich die Befürchtung inzwischen ausgewachsen hat, und diese fixiert das Gefürchtete immer mehr. Wobei die Angst, wenn sie erst einmal bei einem Menschen Fuß gefasst hat, nicht so schnell zu bremsen ist. Sie weitet sich mit Leichtigkeit auf angrenzende Situationen aus (man könnte nicht nur kritisiert, sondern vielleicht sogar ausgelacht, ausgespottet, ausgestoßen werden, u. Ä.).

Was der rasch aufflackernden Erwartungsangst einzig Paroli bieten könnte, ist das *Urvertrauen* bzw. Grundvertrauen, das jedem Menschen in die Wiege gelegt worden ist. Es scheint bei angstkranken Menschen (aus verschiedenen Gründen) jedoch verschüttet zu sein und muss wieder „ausgegraben“ werden. Dies gelingt nur durch eine radikale Rücknahme der genannten Egozentrik, dieser ständigen Besorgtheit um das eigene bisschen Ich. Der Angstkranke will nämlich um keinen Preis leiden! Seine Leidensunwilligkeit ist zwar verständlich und nachvollziehbar, bildet aber zugleich den Nährboden für das Einnisten jener Erwartungsangst, die andauernd an der Angstschraube dreht. Mein Lehrer Viktor Frankl schrieb dazu: „Gerade der Neurotiker (alter Ausdruck für den Angstkranken) gehört zu den Menschen, denen es an Mut zum Leiden gebricht; die Wirklichkeit des Leidens, die Notwendigkeit des Leidens und die Möglichkeit, das Leiden mit Sinn zu erfüllen, wird nicht zur Kenntnis genommen. Der Neurotiker versagt sich dem Wagnis des Leidens.“

Wann ist ein Mensch bereit, notfalls ein Leid auf sich zu nehmen? Wenn er einen Sinn darin sieht! Man nimmt eine Operation auf sich, wenn sie einem das Leben rettet. Man opfert seine Ersparnisse, damit ein Kind sein Studium vollenden kann, u. Ä. Die Hingabe an ein „Sinnmotiv“ ist ein starkes Promotiv, wohingegen die Angst nur Kontramotive produziert, zum Beispiel Fluchtbewegungen vor etwas, Vermeidungsverhalten von etwas, etc. Sinnmotive mobilisieren Kräfte für ein persönliches Engagement, lassen Begeisterung und Freude aufkommen, wenden sich an Inhalte, die über das eigene Ich hinausweisen und als sinnvoll wahrgenommen werden. Sie sind Liebesmotive im besten und weitesten Wortsinne und regen dazu an, sich zu sagen: „Das finde ich wichtig, das bedeutet mir viel, das schätze ich, dafür handle ich – egal, was mir geschehen mag." Einzig über diese Schiene ist Urvertrauen rückholbar.

Während die übermäßige Angst nur dazu verlockt, sich tunlichst eigene Unannehmlichkeiten ersparen zu wollen und Situationen aus dem Wege zu gehen, die einem nicht gefallen könnten, konzentriert sich das Liebesmotiv auf eine gute Sache, auf einen wertvollen Menschen, auf eine würdige Aufgabe, kurz, auf alles, was darauf warten könnte, dass man sich mit Leib und Seele, mit Mut und Überzeugung dafür einsetzt. Folgt man diesem Ruf des Sinns, dem Ruf der Liebe, dann stellt sich sogleich eine große Portion (Ur-) Vertrauen wieder ein, denn ängstliche Fragen wie die, ob man wohl Erfolg haben werde oder was einem Furchtbares passieren könnte, sollte man keinen Erfolg haben, versickern im Hintergrund der Gedanken und Gefühle, die sich nunmehr um jenes Sinnvolle und jenes Geliebte ranken und nicht mehr um das Selbst. Jede Öffnung gegenüber Werten in der Welt stützt den Glauben daran, dass wir es mit einer wertvollen Welt zu tun haben, ja vielleicht sogar mit einem tragenden Urgrund einer wertvollen Welt, und nicht bloß mit der feindlichen Welt unserer Albträume, die unsere Existenz auf Schritt und Tritt bedroht.

Das Angstmotiv führt – sofern es sich um die geschilderten überzogenen Ängste handelt – zu unsinnigen, widersinnigen Handlungen. Man macht zum Beispiel jeden Unsinn, nur um es irgendjemandem oder gar sämtlichen Personen, mit denen man in Kontakt steht, „recht zu machen", eine „Kunst", die sowieso niemand beherrscht, aber auch nicht beherrschen *soll*. Denn ob es anderen recht ist, was man tut, ist nicht das Entscheidende. Ob es *real* gut ist, gut für die Beteiligten, gut für die Welt, in der man lebt, ist entscheidend. Niemals würde man ein Kleinkind blindlings über eine Straße laufen lassen, nur weil es ihm Vergnügen bereitet. Nein, man würde es daran hindern, blindlings über die Straße zu laufen, auch wenn es meutert. Genauso haben wir zu verfahren. Das Richtige, das Kluge, das Sinnvolle, das Förderliche, das in der Gesamtheit unserer mitmenschlichen Beziehungen gerade Passende soll unsere Wahl sein; und wenn wir keinen Dank dafür ernten, ja, sogar gelegentlich dabei Widerstand und Unverständnis ernten, ist das nicht weiter tragisch. Wir verkraften das schon! Dafür sind wir mit unserem innersten Gespür im Reinen, unverbogen und keinerlei Erwartungsängsten ausgeliefert.

Es gibt Menschen, die gerne streiten, die rechthaberisch und aufbrausend sind. Sie sind keine erfreulichen Zeitgenossen. Demgegenüber gibt es Menschen, die ständig davor zittern, mit jemandem Streit zu bekommen, von jemandem schief angesehen oder mit Vorwürfen konfrontiert zu werden. Sie sind ebenfalls mühsame Zeitgenossen. Sie machen nämlich nicht nur sich selbst das Leben schwer, sondern sind auch für die anderen eine Plage, weil jeder sie wie ein rohes Ei behandeln muss, will er Überreaktionen wie Tränenergüsse oder Perioden endlosen Beleidigtseins umschiffen.

Freilich gibt es *sinnvolle* Opfer, die man im Zuge von Kompromissen, zur Erhaltung des Friedens in der Gemeinschaft oder insgesamt für eine wichtige Sache bringt. Wohlgemerkt: in Freiwilligkeit erbringt. Es gibt eine wunderbare Hilfsbereitschaft in unserer menschlichen Kultur; und vor all jenen Personen, die sich tagtäglich rührend um Kranke und Bedürftige kümmern, kann man sich nur in Ehrfurcht verneigen. Helfen ist eine der leuchtendsten Errungenschaften unserer Spezies. Ein Tier, das sich nicht selbst helfen kann, ist (von Tierbabys abgesehen) verloren – ein Mensch wird von anderen Menschen mitgetragen. Solche sinnvollen Opfer schwächen nicht, im Gegenteil, sie stärken und bauen auf. Aber Vorsicht: Man muss sich, wie überall, auch beim Helfen bescheiden, und auch die Helfer sollten nicht dem „viel und immer mehr“ auf den Leim gehen. Quantität ist kein Gütekriterium! Neben der leuchtenden Hilfsbereitschaft gibt es *sinnwidrige* Opfer, die unnötig und unerquicklich sind. Manche Leute spielen zum Beispiel gerne „Märtyrer“. Sie sagen stets und ungeprüft: „Ja, ja, das mache ich schon, gib nur her, ich helfe dir schon ..., und dies und das mache ich auch noch für dich!" – und so rudern sie direkt in ein „Helfersyndrom" hinein. Ich habe die erstaunliche Erfahrung gemacht, dass es außerordentlich schwierig ist, derlei „Märtyrern" die selbst aufgesetzte „Dornenkrone" zu entziehen. Sie wollen unbedingt von anderen gebraucht werden, wollen Dank, Hörigkeit und Zuwendung seitens jener anderen „einkaufen" nach dem Motto: „Ich mache doch alles für dich, aber du musst mich dann dafür lieb haben."

Bei solcher Hilfsbereitschaft geht es nicht wirklich um ein Du, sondern genau genommen nur um das Ich; und diese Egozentrik wird mit Angst bestraft: Angst, man könnte irgendwann einmal nicht mehr Liebkind jener anderen sein. Bald überlegt man nicht mehr, ob die Leistungen, die man für die anderen erbringt, auch in einem vernünftigen und notwendigen Rahmen stehen, ja, ob diese Personen überhaupt wünschen, dass man sich für sie „aufopfert". Oder – hier eine weitere Variante: jene anderen gewöhnen sich daran, dass man ihnen buckelnd dient, und nützen die opferbereiten Liebeshascher schamlos aus.

Was ist es, was bei sinnwidrigen Opfern nicht stimmt? Es kommt zu einer inneren Zerrissenheit im Menschen selbst. Jemand wird beispielsweise an seinem Arbeitsplatz gefragt, ob er einen außerplanmäßigen Wochenenddienst übernehmen würde. *Innerlich* ruft alles in der gefragten Person: „Nein! Dieses Wochenende brauche ich dringend für ein schon lange geplantes Familienpicknick." Doch aus Angst,

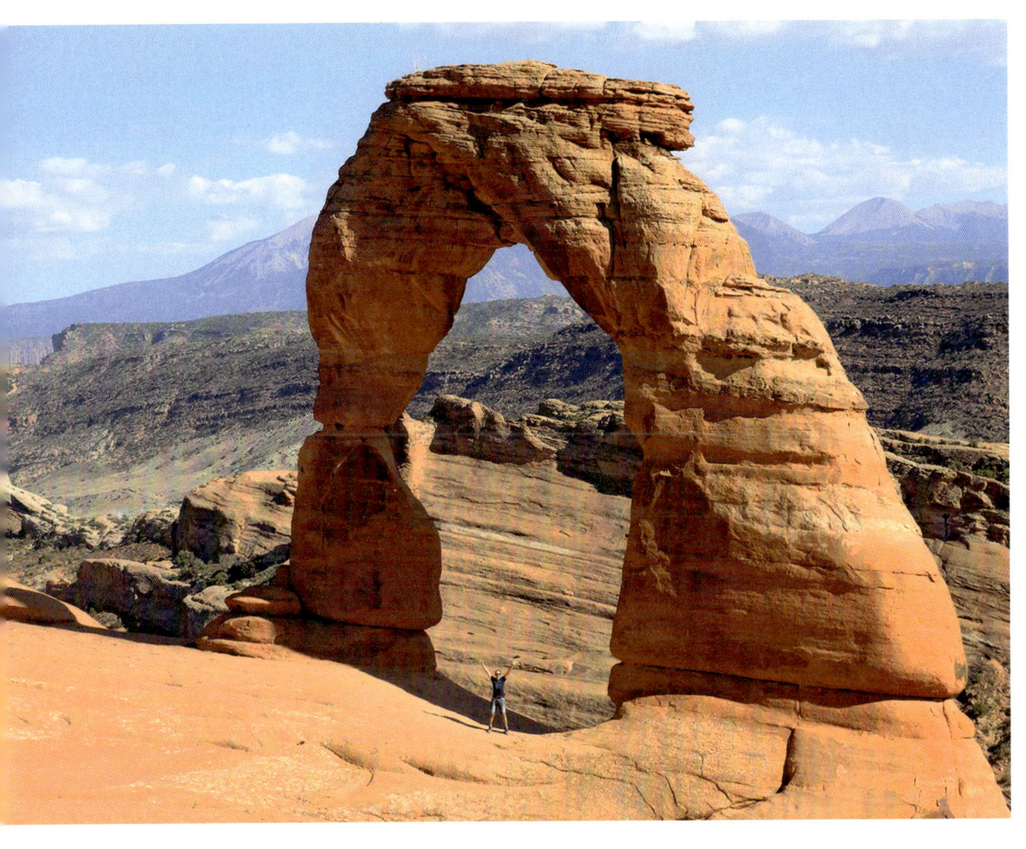

Dem, der ein Tor durchschreitet, öffnen sich neue Räume.

(Gewitterfotograf Jürgen unter dem Felsentor Delicate Arch, USA)

den Fragenden zu enttäuschen, unhöflich dazustehen oder vor irgendwelchen Disputen wird ein *äußerliches* Ja zum Wochenenddienst gesagt. Die Folgen liegen auf der Hand: Der Wochenenddienst wird lustlos und somit schlecht verrichtet, die Familie picknickt allein, und derjenige, der gefragt hat, glaubt irrtümlich, der Betreffende sei grundsätzlich mit zusätzlichen Wochenenddiensten einverstanden, also bittet er ihn alsbald wieder um diese Gefälligkeit. Man achte daher stets darauf, dass das Innere und das Äußere miteinander übereinstimmen. Ein gesprochenes Ja sollte das Plazet der eigenen Person haben – und ein gesprochenes Nein desgleichen.

Im Prinzip lebt es sich gut, wenn man zu den Menschen und Dingen um sich herum ein *echtes* Ja sagen kann, das von keinem inneren Nein annulliert wird. Ein Ja aus Überzeugung, aus Wertschätzung, aus dem feinen Gespür heraus, dass es hier und jetzt seinen richtigen Platz hat. Wer ein *echtes* Ja zustande bringt, hat kaum Probleme mit den Neins, denn diese verdichten sich zum Schatten des Jas. Ein echtes Ja zum Familienpicknick lässt die Ablehnung des zusätzlichen Wochenenddienstes leicht über die Lippen kommen. Ein echtes Ja zur Aushilfe am Wochenende (das es aus Sinngründen auch geben kann) wischt das Bedauern über das versäumte Picknick vom Tisch. Jedes Nein gilt stets dem Rest an Möglichkeiten, sobald man zu einer Möglichkeit bewusst Ja gesagt hat. Nur muss man eben *auswählen*, mit Herz und Verstand, und nicht bloß reagieren – mit Schlottern und Bangen.

Motive, die auf das eigene Ich zurückgebogen sind, haben allesamt ihren „Pferdefuß". Eine junge Frau sagte einmal zu mir: „Ich habe meinen Mann geheiratet, damit er mir Geborgenheit schenkt." Ist das ein Liebesmotiv? Sie berichtete, sie habe Angst gehabt, allein zu bleiben, Angst, das Leben nicht allein zu meistern. Folglich hat sie ihn zum Anlehnen geheiratet, ihn sozusagen als „Krücke" missbraucht. Tatsächlich war er lange Zeit gut genug gewesen, um sie zu stützen. So lange, bis sie sich weiterentwickelt hat, selbständiger wurde und den „Krückstock" nicht mehr benötigte. Dann warf sie ihn, bildlich gesprochen, in die Ecke. Die Ehe zerbrach.

Ein Liebesmotiv hätte anders geklungen, etwa so: „Ich habe meinen Mann geheiratet, weil ich ihm gut bin und dazu beitragen möchte, dass es ihm gut geht …"

Es ist ein ethischer Grundsatz, dass man Menschen niemals zum „Mittel zum Zweck" degradieren soll. Nicht in der Partnerschaft, nicht in der Kameradschaft, nicht bei der Hilfsbereitschaft, nicht bei der Lehrtätigkeit, usw. Im Idealfall sollte jeder Kontakt mit unseren Mitmenschen frei sein von Berechnung, von allzu üppigen Erwartungen und von blühenden Fantasien, was diese Mitmenschen wohl von uns halten und über uns denken mögen, und ob sie uns genügend wertschätzen. Zu einem gesunden Selbstbewusstsein gehört dazu, dass man *sich selbst* beurteilen kann, dass man *sich selbst* lobend auf die Schulter klopfen kann, wenn man es verdient, und dass man *sich selbst* eingestehen kann, welche Fehler man begangen hat, die es zu bereuen gilt (im Übrigen lernt man eine Menge aus eigenen Fehlern: Ein Fehler ist geradezu dazu da, dass man ihn nicht ein zweites Mal begeht!). Außerdem gehört dazu, dass man seine Mitmenschen respektiert, wie sie nun einmal sind, und darauf verzichtet, sie manipulieren zu wollen.

Wiederholt habe ich Patienten erlebt, die sich total verausgaben, bloß weil sie glauben, verpflichtet zu sein, irgendjemandem (meistens Angehörigen) jeden Wunsch von den Augen abzulesen. Sie machen sich dabei nahezu „kaputt" und erhalten kaum jemals Anerkennung dafür. Pikanterweise sind es sogar mitunter bloß vermeintliche Wünsche der anderen, die sie treu und brav erfüllen, ohne genauer nachzufragen. Eine meiner Patientinnen lud zum Beispiel Weihnachten für Weihnachten ihre alten Eltern zu sich nach Hause ein, bereitete wochenlang alles für deren Besuch vor, putzte, wusch, backte, packte Geschenke ein, schmückte die Wohnung, etc. nur damit alles den Eltern genehm wäre, und lag fast jedes Mal am zweiten Weihnachtstag krank danieder. Ihr Mann schüttelte nur den Kopf und versteckte sich während dieser hektischen Zeit resigniert in seinem Zimmer, was ihr natürlich keine Hilfe war. Die Eltern selbst waren – wie sich später herausstellte – über den ganzen Aufwand wenig erfreut, wagten es aber nie, ihr Kommen abzusagen, weil sich aus ihrer Sicht die Tochter doch so unendlich viel Mühe gab, sie zu erfreuen.

Dieses Beispiel ist symptomatisch für Angstmotive, die über Sinnmotive dominieren. Die Patientin hatte Angst, ihre Tochterpflichten nicht zu erfüllen und den Unmut ihrer Eltern zu erregen. Ihr Mann hatte Angst vor einem höchst anstrengenden und friedlosen Weihnachtsfest. Die Eltern hatten Angst, der emsigen Tochter einen Korb zu geben … – und somit hockten Jahr für Jahr vier sichtlich verhärmte Menschen unter dem Weihnachtsbaum und zählten die Stunden, bis der Stress vorüber sein würde.

Was wären vernünftige Alternativen gewesen? Davon hätte es reichlich gegeben, wenn nicht die Angst, sondern die Liebe vorgeherrscht hätte. Die Tochter hätte sich von Jahr zu Jahr mit ihrem Mann, mit ihren Eltern absprechen können, sie hätte andere Personen aufrichtig und von Herzen gern zu einem gemütlichen Weihnachtstreffen einladen können, und zwar ohne eine große Affäre daraus zu machen. Sie hätte aber genauso gut zur Abwechslung einmal Weihnachten allein mit ihrem Mann auf einer Skihütte oder in einer Wellness-Oase verbringen können, und ihre Eltern wären die Letzten gewesen, die ihr diesen Urlaub nicht aufrichtig gegönnt hätten. Wenn die Liebe das Wort hat, kann man sich alles ungeniert sagen, versteht man einander, ahnt man, wonach sich der jeweils andere sehnt, und es entkrampft sich die gesamte Situation.

Jedenfalls lernte meine Patientin zu tun, was sie innerlich bejahen konnte, und zu unterlassen, was innerlich mit einem Nein belegt war. Damit will ich keineswegs andeuten, dass sie nicht mehr bereit gewesen wäre, jemandem ein schönes Fest zu bereiten, sondern nur hervorheben, dass sie ihre eigenen Vorhaben und Aktivitäten zunehmend einer „Prüfung" unterzog, ob diese wirklich sinnvoll und zu rechtfertigen waren. So lud sie zum Beispiel nach dem baldigen Tod ihrer Mutter ihren Vater öfter als früher zu sich nach Hause ein, auf einen kleinen Imbiss und zum gemeinsamen Plaudern, womit sie gar kein Problem hatte. Aber sie hatte auch kein Problem mehr damit, ihm gelegentlich zu sagen, dass sie eine Zeitlang nicht erreichbar war oder mit ihrem Mann zusammen etwas geplant hatte. Wie ich hörte, gab es seit jenen Tagen nur noch „frohe Weihnachten" in ihrem Hause …

Ich gestehe ein, dass es Fälle gibt, die komplizierter gelagert sind. Dass es etwa Eltern gibt, die tatsächlich einen massiven Druck auf ihre Kinder ausüben, die hohe Forderungen an sie stellen und dergleichen mehr. Nun, man muss dennoch nicht alles mit sich machen lassen. Man braucht sich auch keine falschen Schuldgefühle überstülpen zu lassen. Wer (nach ehrlicher Überprüfung) konsequent bei dem

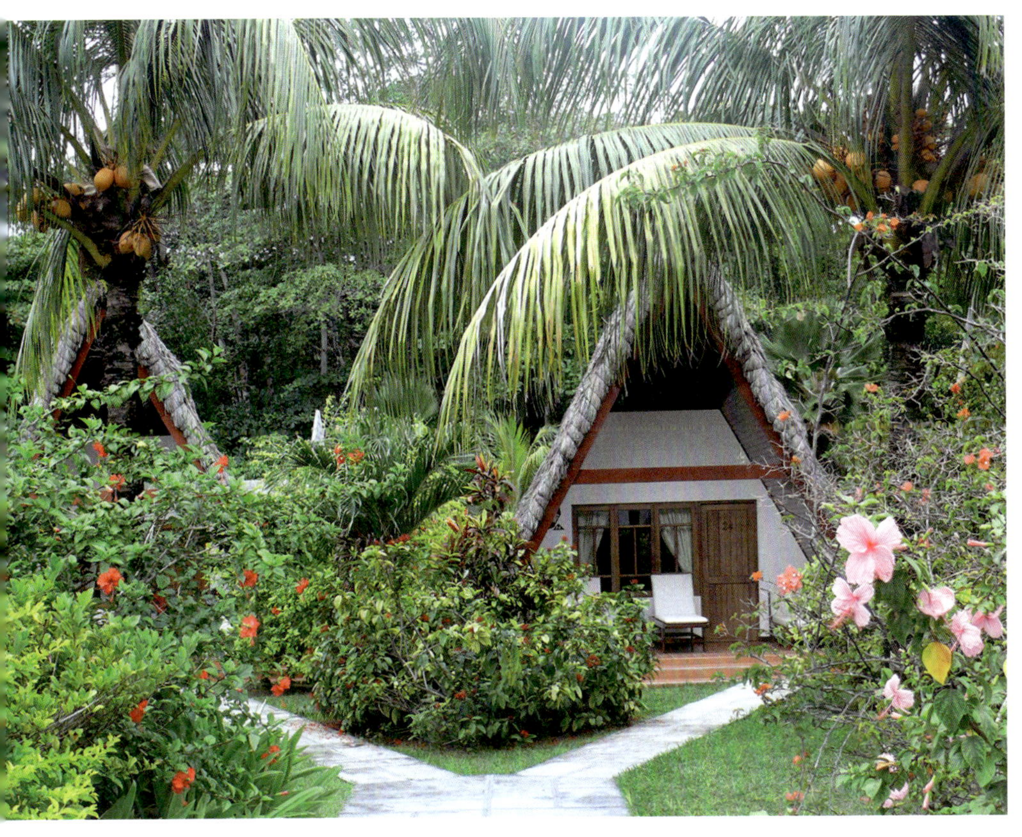

Ein erstrebenswertes Ziel lohnt jede Anstrengung.

(Wohnhaus auf der Insel La Digue, Seychellen)

bleibt, was er selbst als sinnvoll wahrnimmt, besitzt eine große seelische Standfestigkeit. Unter Umständen ist es besser, die Unzufriedenheit von jemandem tapfer in Kauf zu nehmen, als sich vor lauter Angst zu versklaven.

Einen Gedanken möchte ich meinen bisherigen Ausführungen zur Klärung anfügen. Das Gefühl „Angst" ist von Natur aus nichts Schlechtes. Es ist ein *biologisches Warnsystem*, das unser Leben beschützt und behütet. Es ist sogar ein „Promotiv der Natur", die ihre Geschöpfe vor Leichtsinn und gefährlicher Waghalsigkeit bewahren möchte. Hätten wir keine Angst, würden wir kopfüber in jeden Tümpel springen, den wilden Stier am Kopf kraulen oder Autofahrer in engen Bergkurven bedenkenlos überholen. Bei berechtigten Ängsten ist es pure Selbsterhaltung, auf sie zu hören. Doch es kommt auf die Dosis an. Statt einer Prise löffelweise Salz zu verzehren, ist nicht ratsam. Ähnlich ist es nicht ratsam, Ängsten nachzugeben, die der Situation nicht angemessen sind. Jemand wandert nicht mehr im Wald, bloß weil eine Schlange über seinen Weg kriechen könnte. Jemand fährt nicht mehr Bus, bloß weil ihm übel werden könnte. Jemand redet nicht mehr mit seinem Vorgesetzten, weil er sich verhaspeln und herumstottern könnte. Bei solchen Ausweichmanövern liegt einfach zuviel Angst auf dem Löffel, und das ist ungesund. Wie schon gesagt: Frankl meinte, es gebräche dem Angstkranken an „Mut zum Leiden". Nun denn: Auf in den Wald, und das „Leiden" aushalten, dass eine Schlange über den Weg huschen könnte! Hinein in den Bus und das Risiko eingehen, dass einem übel werden könnte! Hin zum Vorgesetzten und nach Herzenslust stottern – soll er denken, was er mag, die Gedanken sind schließlich frei! *Frei* – das ist das Stichwort: Wer bereit ist, so ausgedachte gefürchtete „Mini-Leiden“ heroisch auf sich zu nehmen, strampelt sich frei von der Übermacht seiner Ängste und kehrt zu jener kleinen Angstprise zurück, die sein Leben naturgewollt vor Katastrophen schützt.

Klarheit gewinnen in der Stille

Marion lebt in ständiger Angst und Sorge. Ihr Mann hat sich durch Expansionsbestrebungen finanziell übernommen. Der Lebensstil des Ehepaares ist anspruchsvoll, ein großes Haus und weite Urlaubsreisen scheinen den beiden unverzichtbar. Marion fühlt sich fremdgesteuert und leidet an Kopfschmerzen und Schlaflosigkeit.

Natalia ist darauf angewiesen, ihre Einnahmen als Zahnarzthelferin für professionelle Zahnreinigung zu sichern. Obwohl sie von ihren Kunden sehr gemocht wird und trotz guter Entlohnung versteht sie sich täglich als Opfer subtiler Erpressung. In ihrer Praxis vergeht kein Tag ohne bedrückende Schikane. Der Zwang, Überstunden und Akkordarbeit zu leisten, ist gepaart mit der Androhung, „ausgetauscht zu werden", wenn sie nicht nach den Vorschriften ihres Chefs funktioniert. Funktionieren bedeutet auch die Akzeptanz unbezahlter Überstunden. Die Atmosphäre in der Praxis ist erfüllt von Misstrauen und Mobbing.

Solche Berichte aus meiner Arbeit zeigen, wie tief manche Menschen in schwer lösbaren Konflikten verfangen sind. Niemand ist dafür geschaffen, dauerhaft unbeschadet starkem psychischem

Druck ausgesetzt zu sein. Eine Veränderung ist nötig. Im Falle von Natalia etwa durch eine umfassende Neugestaltung der Arbeitssituation oder den Ausweg in ein besseres Arbeitsverhältnis. Vielleicht kann das Verständnis für die seelischen Probleme aller Beteiligten oder das Bemühen um Friedfertigkeit konfliktlösend wirken. Ganz sicher ist auch eine Einschränkung des gewohnten Lebensstils bei Marion und ihrem Mann überlegenswert, denn man soll sich öfter einmal die Frage stellen: „Was ist meines Engagements wert?“ Und: „Ist der Preis, den ich dafür zahle, gerechtfertigt?“

Im Folgenden beschreibt Elisabeth Lukas, wie eine praktikable Psychohygiene aussehen kann.

▪ ▪ ▪

Elisabeth Lukas: Das bekannte „Hamsterrad“, in dem manche Menschen rotieren, ist nicht neu. Früher sprach man von der „Managerkrankheit“, weil sich insbesondere Führungspersonen in krankmachende Hektik hineinkatapultierten. Neu ist vielleicht, dass inzwischen auch zahllose „kleine Leute“ unter enormem beruflichem Druck stehen bzw. sich unter einen solchen stellen lassen.

Es ist keine Frage, dass uns das Leben viel abverlangt. Aber nur umso wichtiger ist es, dass wir bei allem „Rennen, Tun und Schuften“ nicht einfach dahinfunktionieren, uns dann darüber beschweren, uns selbst zutiefst bemitleiden, ggf.

einen Sündenbock beschuldigen – und weiter dahinfunktionieren. Der Erwerb von Routine soll im Prinzip entlasten, nämlich dahingehend, dass man nicht jeden Handgriff ständig neu überdenken muss. Aber auch eine erworbene Routine darf nicht dazu verlocken, das Denken und die Eigenkreativität abzuschalten und dumpf vor sich hinzuwerkeln. Immerhin haben wir ja ein paar Gaben, die uns vom Hamster unterscheiden! Das Bonmot: „Man läuft immer schneller und weiß gar nicht mehr wohin“ ist nicht einmal für Tiere angemessen und schon gar nicht des Menschen würdig.

Was da fehlt, hätten uns schon vor Jahrhunderten die alten Mönche in den Klöstern sagen können, die sich damals das „Ora et labora“ zur Regel gemacht haben. Bete und arbeite! In säkularer Übersetzung: Verinnerliche dich und packe an! Oder: Wechsle Phasen intensiven Schaffens mit Ruhepausen ab! Ja, die Pausen – aber sie allein sind noch nicht der ganze „Stein der Weisen“ für unsere stressgeplagten Zeitgenossen, die sich vor lauter Arbeit nicht mehr zu retten wissen. Wie füllen sie denn ihre (wenigen?) Pausen? Süßigkeiten naschend vor dem Fernseher? Bier trinkend an der Theke? Schlechte Launen auslassend bei ihren Lieben? Auf Gott und die Welt schimpfend bei ihren Kumpels? Sich schlaflos im Bett wälzend?

Das Beten der Mönche hatte als Gegengewicht zum aktiven Handeln den Stellenwert einer heilsamen Kontemplation. Nur in der Stille gewährt sich die Chance, im Alltag innezuhalten, sich zu besinnen, in klärende Zwiesprache mit sich selbst zu treten und darüber zu reflektieren, ob man mit sich wirklich zufrieden ist, ob alles weiterlaufen soll wie bisher, oder ob vielleicht eine Wende zu vollziehen ist, die man nur selbst herbeiführen kann. Jeder Neuorientierung geht ein meditativer Akt voraus, dem eine innere Vision entsteigt, wie das Leben anders und besser gestaltet werden könnte. Aus dieser Vision (eben dem Wissen, *wohin* man laufen möchte) entspringt der Elan, an ihrer Realisierung zu arbeiten. Es wird jedermann einleuchten, dass Fernseher, Bier, Gekeife und Schlaflosigkeit keine geeigneten Gesellen sind, um derlei meditative Akte einzuleiten.

Betriebsamkeit und schöpferisches Tun, die in unserer westlichen Kultur sowieso überlastig sind, bedürfen der Ausgewogenheit durch Ruhe und innere Sammlung. Wir brauchen zwischendurch eine Ruhe, in der wir nicht berieselt werden mit Geräuschen, auch nicht mit Musik, so schön sie sein kann. Wir brauchen eine Ruhe, in der wir nicht Zeitung lesen, mit dem Handy spielen oder Essen verschlingen. Die moderne Sehnsucht nach „Entschleunigung" ist nur über den generellen Verzicht auf Reizüberflutung zu haben.

Eine solche stille Zeit des Innehaltens und Sich-Besinnens muss gar nicht lange dauern, es genügt eine tägliche Viertelstunde, doch sollten wir auf diese nicht verzichten. Wir sollten uns dafür ein Plätzchen suchen, an dem uns niemand und nichts stört. Das kann ein kurzer Spaziergang am Waldesrand sein, eine Parkbank, eine Kapelle, eine Liege im Hobbyraum, eine abgeschirmte Ecke im Wohnzimmer und Ähnliches. Wer nicht gewohnt ist zu meditieren, wird überrascht sein, wie schwer es ihm anfangs fallen wird, herandrängende Gedanken über aktuell Anstehendes zurückzuweisen. Doch wenn er in der Ruhe verharrt, wird es auch in ihm selbst ruhiger (und lichter) werden, und aus dem Abstand heraus, den er allmählich zum „Kleinkram" der Gegenwart gewinnen wird, werden sich neue Sichtweisen öffnen. In der Stille zeigt sich *das Wesentliche* mit beeindruckender Klarheit. So klar, wie ein aus dem Fluss geschöpftes Wasser im Glas wird, wenn man es eine Weile ruhig stehen lässt, bis sich die darin schwebenden Sandkörnchen zu Boden gesenkt haben.

Was könnte sich zum Beispiel Marion zeigen, von der es vorhin hieß, sie lebe in ständiger Angst und Sorge? Könnte sie erkennen, dass ein einfaches Leben in Bescheidenheit, mit weniger Luxus, dafür aber mit mehr Fröhlichkeit, Leichtigkeit und mit einer stabilen partnerschaftlichen Beziehung ihrem jetzigen Dasein vorzuziehen wäre? Könnte sie in den kostbaren Minuten dieser Einsicht beschließen, ihren Lebensstil zu ändern, Erwartungen herunterzufahren, Dankbarkeit für alles, was sie sowieso schon besitzt, hochzufahren, und vielleicht sogar mit ihrem Mann darüber zu diskutieren, ob das große Haus nicht zu aufwendig für sie

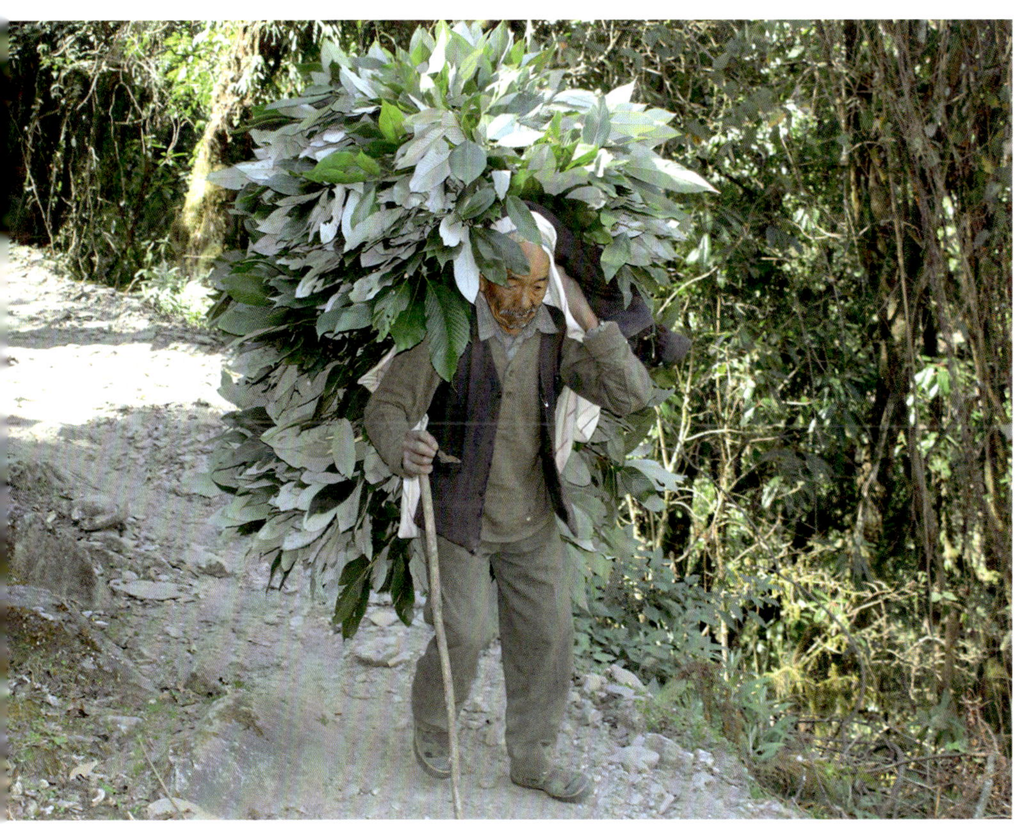

Körperliche und seelische Last trägt sich schwer.

(85-jähriger Lastenträger am Fuße des Himalaya, Nepal)

beide ist, und ob ihn nicht ein Wechsel in eine gemütliche Wohnung von dem Zwang befreien würde, ständig für genügend finanzielle Ressourcen zu sorgen? Ich glaube schon, dass ihr in der Stille solch gute Ideen eingegeben werden könnten.

Auch bei Natalia wäre ich optimistisch. Ich könnte mir vorstellen, wie sie zum Beispiel abends ein duftendes Wannenbad nimmt, dabei die Augen schließt und zur Ruhe gelangt. Wie allmählich das Wesentliche vor ihren „inneren Augen“ auftaucht. Ist sie gerne Zahnarzthelferin? Wahrscheinlich schon, sonst würden die Patienten sie nicht so sehr mögen. Auch ihr Gehalt ist vorzeigbar, und sie braucht es. Weniger vorzeigbar ist offenbar ihr Chef. Nun ja, was kann sie da machen? Mehr als sie denkt! Ihren Chef wird sie nicht ändern, aber bei sich selbst hat sie freie Hand – und genau das ist es: Sie muss ihr Schicksal in die eigene Hand nehmen. Dazu könnte ihr in der wohligen Stille des Duftbades eine ganze Menge einfallen.

Zum Beispiel, wie sie den Mut aufbringt, in Zukunft höflich, aber deutlich mit ihrem Chef zu kommunizieren. Das lässt sich gleich in der Badewanne üben: „Lieber Herr Doktor, Sie sind ein tüchtiger Arzt, weshalb Sie genau wissen, dass man bei einer Zahnreinigung gründlich vorgehen muss und nicht bloß aufs Tempo drücken darf. Also bitte hetzen Sie mich nicht. Ich mache meine Arbeit so gut ich kann, damit unsere Patienten zufrieden sind!“ Natalia probt diese Sätze einige Male und lächelt vor sich hin: „Na, da wird der Chef aber verblüfft sein, wenn ich so offen mit ihm rede …"

Möglicherweise wird sich die Angst trotzdem wieder bei ihr melden, aber wenn sie in der Stille weiter nach dem Wesentlichen sucht, könnten ihr auch dazu wundersame Gedanken in den Sinn kommen: „Ich weiß, bei den Überstunden ist er beinhart. Aber seine Praxis ist wirklich gerammelt voll, und er arbeitet selbst bis in die späten Abendstunden hinein …" Sie hat keine Wahl. Oder doch? Wenn man einen Sachverhalt nicht ändern kann, kann man immer noch die innere Einstellung dazu ändern. Natalia könnte sich zu der Einstellung durchringen, dass es im Grunde super ist, einen Job zu haben. Verglichen mit den zahllosen jungen Erwachsenen in Südeuropa, die derzeit vergeblich vor den Arbeitsämtern Schlange stehen, hat sie enormes Glück. Sie könnte sich auch zu der Entscheidung durchringen, auf zumindest *einem* überstundenfreien Tag pro Woche zu bestehen und sich zu sagen: „Okay, wenn er mich deswegen feuert, soll es sein. Ich will mich nicht erpressen lassen! Ich bin Profi auf meinem Gebiet und zuversichtlich, notfalls eine andere Stelle zu finden." Sie könnte in der Stille des Badezimmers ihr Urvertrauen reaktivieren und darauf vertrauen, dass sich alles richtig fügen wird. Mit einem derart selbstsicheren Auftreten hätte sie tatsächlich eine gute Chance, ihren Chef in erträglichere Grenzen zu weisen. Eine so beliebte, kompetente Kraft mitten aus einer frequentierten Praxis hinauszuwerfen, das wird er sich dreimal überlegen.

Das alles bringt das klösterliche „orare“, die heilsame Kontemplation zustande. Niemals aber kämen dieselben herrlichen Einsichten auf, würden die Marions und Natalias (oder wie sie alle heißen mögen) sich zu Hause von den Medien einlullen oder von Psychodrogen bis zum seelischen Koma betäuben lassen.

Überhaupt soll das Zuhause ein Auftankreservoir sein, aus dem wir Kraft schöpfen für unsere Lebensleistung. Man kehrt aufgewühlt von den Plagen und Erlebnissen des Tages heim und muss erst abschalten. Das kann bewusst geschehen, indem man etwa beim Aufsperren der Wohnungstüre symbolisch alles Fremde von sich abstreift und in die Welt des Eigenen und Privaten eintritt. Wozu den Ballast des Tages mit sich hineinschleppen? Nein, so wie es in Gasthäusern „rauchfreie Zonen“ gibt bzw. gab, soll es auch zu Hause „ärgerfreie Zonen“ geben. Diese Zonen sind für Kultur, Lieblingsbeschäftigungen, Mußestunden vorgesehen. Schon manch einer, der sich halb zu Tode gerackert hat und nach einem Herzinfarkt oder Schlaganfall im Krankenhaus (endlich!) viel Stille rings um sich herum hatte, fragte sich plötzlich: „Wofür habe ich mich überhaupt abgerackert? Für den teuren Sportwagen? Für zwei höhere Stufen auf der Karriereleiter? Für den Nobelurlaub auf den Malediven?

War es das wert?" Eine Abwägung, die ihm reichlich spät dämmert. Für manch einen sogar zu spät.

Vom Bestsellerautor Stephan Covey stammt der schöne Slogan: „Schärfe die Säge!" Damit spielt er auf die Geschichte von einem Waldarbeiter an, der sich schweißtriefend bemüht, mit einer längst stumpf gewordenen Säge Bäume umzusägen; darauf angesprochen erwidert der Waldarbeiter, er habe keine Zeit, die Säge zu schärfen: Er habe noch so viele Bäume umzulegen … – Ein Nonsens, der in analogen Spielarten bei den gescheitesten Köpfen unserer Gesellschaft verbreitet ist. Es ist kaum zu glauben! Doch man bedenke, unser Körper und unsere Psyche sind auch Werkzeuge (wie die Säge), die der Person bei ihren Vorhaben dienen, und die entsprechend gepflegt werden müssen, um ihre Aufgaben zu erfüllen. Wer an sich selbst Raubbau begeht, wer sich sinnlos auspowert, darf sich nicht wundern, wenn diese großartigen Werkzeuge ihren Dienst aufkündigen und die Person bei ihren Vorhaben „im Stich lassen". Der Körper braucht Bewegung und frische Luft! Die Psyche braucht Ruhe, um baumeln zu können! Das „Herz" braucht „Herzerfrischendes" wie Freundschaften und lustige Begegnungen. Nur wenn dies alles gewährleistet ist, kann die Person, die wir sind, zu ihrer besten Form aufblühen und ihr Bestes ausstrahlen in die Welt. Wie man einzig mit einer *scharfen* Säge problemlos Bäume fällen kann, so können wir einzig mit einem – im Rahmen des Möglichen – *wohlversorgten* Organismus ein rundum sinnvolles Lebenswerk schaffen, von dem wir einmal zurückblickend sagen mögen: „Ja, es war es wert, es hat sich gelohnt, gelebt zu haben."

In früheren Zeiten waren die Menschen in unseren Breiten ungemein fleißig, kannten keine 40-Stunden-Woche und hatten kaum Freizeit. Dennoch kannten die meisten von ihnen keine Panikattacken oder Burnout-Syndrome. Warum nicht? Keine gierige Reklameallgewalt zog sie in ihren Bann und gaukelte ihnen vor, jede unverplante Minute mit kostenpflichtigen Vergnügungen vollstopfen zu müssen. Der Bauer saß nach des Tages Schwerstarbeit auf der Bank vor seinem Hof und schaute auf seine Kornfelder. Die Bauersfrau saß beim Kerzenlicht in ihrer Stube und strickte an einem Wollschal. Es herrschte Seelenfrieden. Zugegeben, auch jene Zeiten hatten ihre Nöte, und auch jene Menschen darbten, wenngleich anders als wir Heutigen. Dennoch ist es kein Fehler, auf Altbewährtes zurückzugreifen, und deshalb empfehle ich jedem Hamsterradläufer, sofort auszusteigen und sich in die Stille zu begeben. In der Stille wird sich ihm weisen, wie es gelingen kann, in Zukunft einen großen Bogen um das Hamsterrad zu machen und sich fit zu erhalten angesichts der Herausforderungen unserer Zeit.

Facettenreiche Werteorientierung

Rhythmus ist ein Naturprinzip. Zu den wichtigsten Rhythmen in unserem körperlichen Dasein zählen Herzschlag und Atmung. Ist es nicht ein Meisterwerk, dass unser Hochleistungsorgan Herz pausenlos, ohne Wartung, unermüdlich, in rhythmischer Folge etwa 70 Mal pro Minute, 100 000 Mal am Tag und 36 800 000 Mal im Jahr immerzu schlägt? Ebenso die Lunge, mit der wir 16 bis 20 Züge in der Minute tätigen, und sage und schreibe 25 900 Mal an einem einzigen Tag aus- und einatmen?

Im Rhythmus zu bleiben, ist darüber hinaus eine urmenschliche Aufgabe. Zu lernen, sich spontan und offen zu erhalten, sich in Vertrauen dem Fluss des Lebens hinzugeben, nicht starr am Alten hängenzubleiben, ist Lebenskunst.

Das Besondere an rhythmischen Vorgängen liegt darin, dass fortlaufend Gegensätze so in ein Verhältnis zueinander gebracht werden, dass sie sich wieder ausgleichen. Ein- und Ausatmen, Schlafen und Wachen, Essen und Verdauen, Ruhen und Arbeiten sind solche einander ausgleichende Gegensätze. Wird ihr Gleichgewicht aus der Balance gebracht, entstehen Störungen bis hin zu

Krankheiten, die unter Umständen dramatisch zum Ausgleich zwingen.

Als Beispiel sei der Schlafrhythmus herausgegriffen. Er ist durchaus ernst zu nehmen. Ein Neugeborenes ist im vierstündigen Rhythmus ganze 16 Stunden am Tag im unsichtbaren Reich des Schlafes. Viele Erwachsene jedoch nehmen schon die bekannte Empfehlung von genügend Vormitternachtsschlaf nicht ernst genug und glauben auch nicht mehr an die traditionelle Regel von acht Stunden Schlaf, acht Stunden Arbeit und acht Stunden Erholung. Einfacher können wir unseren „Akku" für ein reibungslos funktionierendes Nervensystem jedoch kaum aufladen. Und bei schwachem „Akku" setzen die Belastungen vielfältiger Art, denen wir ausgesetzt sind, unserem Organismus massiv zu. Daher gilt: Prävention ist viel vernünftiger und einfacher als der lange Weg zurück zur Heilung.

Elisabeth Lukas formuliert ihre Gedanken zu präventiven und heilenden Maßnahmen.

▪ ▪ ▪

Elisabeth Lukas: Es war von Rhythmen die Rede, die genau dann ins Stocken geraten, wenn einer der beiden Gegenpole vorzuherrschen beginnt. Etwa wenn man täglich zu lange wach ist und zu wenig schläft, um an letzteres Beispiel anzudocken. Nun, Einseitigkeit ist nicht bekömmlich, auch in seelischer Hinsicht nicht, denn sie beeinträchtigt unsere Flexibilität. Wer *nur* noch am Computer hockt, wer *nur* noch an Spielautomaten herumhängt, wer sich *nur* noch in Gesellschaft wohlfühlt etc., ist einseitig fixiert und nährt ein Suchtpotenzial in sich, das sich gefährlich aufblähen kann. Selbst in geistiger Hinsicht, das heißt, in Bezug auf unsere Wahrnehmung von Sinn und Werten, wirken sich Einseitigkeiten und Einengungen ungünstig aus.

Es ist normal, dass wir Menschen verschiedene Wertsysteme entwickeln. Vieles ist bedeutsam in unserem Leben. Da gibt es den Wert der Arbeit – aber hoffentlich nicht *nur* der Arbeit! Da gibt es den Wert der Familie – aber hoffentlich auch nicht *nur* der Familie! Da gibt es die Freunde, die Kunst, die Natur, den Sport, die Reisen, die speziellen Interessen, die jemand hegt.

Freilich wird man sich jeweils immer bloß mit *einem* Wertterrain beschäftigen, und das ist absolut richtig. Ist man mit seinen Familienangehörigen beisammen, soll man sich ihnen widmen und nicht insgeheim Probleme aus der Arbeit wälzen; und ist man in der Natur draußen, soll man dem Zwitschern der Vögel zuhören und nicht über Schulfragen der Kinder nachdenken. Das moderne Schlagwort vom Multitasking steht eher für Zerstreutheit und Halbheiten denn für einen kognitiven Fortschritt. Bei alledem wichtig ist jedoch, dass man zwischen den verschiedenen Wertterrains pendeln und dabei geistig voll präsent sein kann: einmal beim Arbeiten, ein andermal beim Spiel mit den Kindern, ein andermal beim Wandern, ein andermal beim Lesen usf.

Menschen mit einseitigen Wertsystemen kennen eine solche Pendelbewegung kaum. Für sie rangiert ein einziger Wert hoch oben an der Spitze aller Wertbezüge, und alles andere ist diesem untergeordnet. Das verkrampft ihren Lebensstil, denn alles ist starr auf jenen einzelnen höchsten Wert abgestimmt, den es (scheinbar) ständig zu bedienen und zu fördern gilt. Der „Workaholiker" ist wie besessen von der Idee, noch mehr und noch effizienter arbeiten zu müssen. Partnerschaft, Erholung, Gesundheit kommen dabei zu kurz. Der politische oder religiöse Fanatiker ist besessen von der Idee, seiner Partei oder Religion zum Durchbruch zu verhelfen, und geht dabei „über Leichen" (inklusive der eigenen). Das Hausmütterchen, das ganz in der Familie aufgeht, dreht sich ständig um Mann und Kinder und versäumt jeglichen Ansatz von selbständigem Leben. Man sieht, Menschen mit einseitigen Wertsystemen büßen an Flexibilität ein und legen dafür an Zwanghaftigkeit zu, aber nicht nur dies: Die Angst schleicht sich durch die Hintertüre an sie heran. Die Angst nämlich, jener einzelne höchste Wert könnte beschädigt oder gar verloren werden. Ja, was wäre dann? Nun, dann fielen sie der nackten Verzweiflung anheim. Denn dann wäre nichts mehr vorhanden, das sie hielte und schützte vor dem freien Fall ins „Nichts". Man stelle sich vor, ein Workaholiker geht in Rente, oder ein politisch

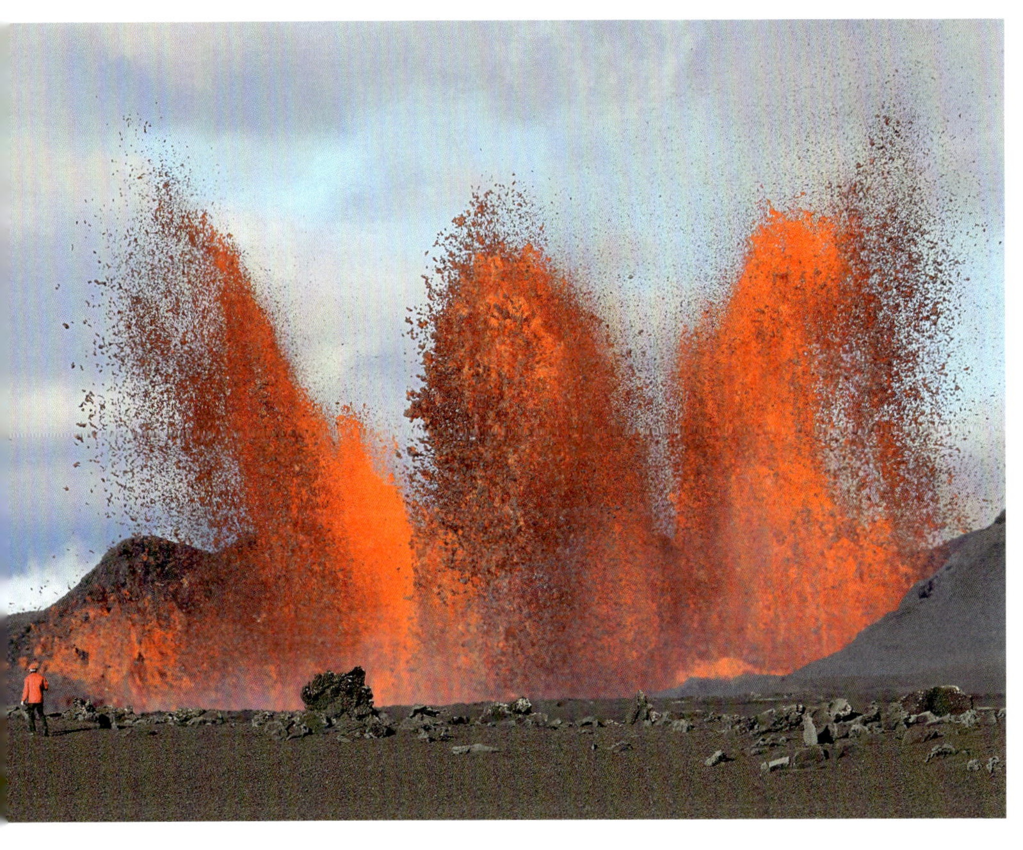

Achtenswerte Kräfte, die stärker sind als wir.

(Autor Reinhardt Wurzel etwa 800 m vor den Magmafontänen
des Vulkans Bárðarbunga, Island)

Hochaktiver wird aus seinen Ämtern vertrieben. Man stelle sich vor, ein Nur-Mütterchen findet plötzlich ein „leeres Nest“ vor, weil ihre Kinder flügge geworden und ausgezogen sind! Nicht nur ein Zuviel an Betriebsamkeit quält die Seele, auch die Leere, die Wertearmut, die Ziellosigkeit und das Gefühl des Überflüssig-Seins und Nicht-mehr-gebraucht-Werdens nagen am Wohlbefinden des Menschen und unterhöhlen seine Kräfte. In manchen Fällen ist das Wertevakuum sogar das größere Übel als eine Werteüberfülle, der man nicht recht nachzukommen weiß. Die Werteüberfülle bedarf lediglich der Strukturierung und klarer Prioritäten; das Wertevakuum hingegen ruft, wenn es einen Menschen einmal in seinen Strudel hinabgezogen hat, therapeutische Maßnahmen auf den Plan, um die sich in seinem Sog ausbreitende schwere Depression zu bannen.

Sprechen wir Klartext: Alles ist „verlierbar“! Jeder irdische Wert ist uns nur auf Zeit geliehen und sinkt irgendwann zurück in den Sand der Geschichte. Unsere Jugend ist flüchtig, unsere Arbeitskraft flieht dahin, geliebte Menschen verlassen uns, sterben hinweg, unsere Besitztümer verfallen, wenn auch schneller oder langsamer als wir selbst, unsere Titel und Ehren sind Schall und Rauch … Wehe dem, der sich an *einem* Wert festkrallt und nicht loslassen kann! Mit diesem *einen* Wert in seinem Leben steht und fällt das ganze Kartengebäude seiner seelischen Stabilität.

Um wie viel besser haben es da die Glücklichen, die ein reichhaltiges Wertsystem ihr Eigen nennen. Diejenigen, die darin geübt sind, die Akzente zu verschieben und mit Aufmerksamkeit und Hingabe zwischen ihren Werten hin und her zu schaukeln. In der Arbeitszeit widmen sie sich ihrem Beruf, im Kreis ihrer Lieben widmen sie sich den zwischenmenschlichen Begegnungen, beim Basteln widmen sie sich ihrer Kreativität, beim Musikhören entschweben sie in sphärische Klänge – und fallen Wertrealisierungen weg, werden sie etwa krank und arbeitsunfähig, oder werden sie taub und können keine Musik mehr empfangen, dann bleiben ihnen immer noch die schönen Beziehungen und die fruchtbaren Bastelstunden. Ihre seelische Stabilität wankt nicht so schnell, und die Angst vor der Vergänglichkeit beutelt sie nicht in einem Maße, das Depressionen auslösen würde. Der kluge Satz: „Die Werte, an die ein Mensch sich hält, die halten ihn“, stimmt fürwahr. Gerade wenn ein Mensch in existenzielle Not gerät oder schwere Abschiede bzw. Verluste hinnehmen muss, sind es die ihm verbliebenen Wertbezüge, die ihn „über Wasser halten“. Bei einseitigen, armen Wertsystemen gibt es jedoch kaum übrige Werte, sodass der Mensch in Verzweiflung untergeht.

Ich erinnere mich an einen etwa 40-jährigen Mann, der vor einer Beinamputation stand und untröstlich war. Seine Mutter bat mich, am Vorabend vor der Operation mit ihm zu sprechen. Als Nicht-Betroffene hütete ich mich davor, den Patienten mit billigen Argumenten aufmuntern zu wollen. Seinen Schmerz kann nur nachfühlen, wer selbst je in vergleichbarer Lage gewesen ist. Nein, ich hielt mich strikt an die Wahrheit, nur hat die Wahrheit eben viele Gesichter.

„Ist es richtig", fragte ich den Mann, „dass die Amputation Ihr Leben rettet? Dass Sie ohne diesen schrecklichen Eingriff sterben würden?"

„Ja", nickte er. „Die Ärzte haben keine andere Wahl."

„Das heißt", ergänzte ich, „dass Ihre Lebensuhr praktisch abgelaufen ist. Dass Sie in einem anderen Jahrhundert oder selbst heute noch in einem anderen Land dem Tode preisgegeben wären. Es fügt sich jedoch, dass Ihr Leben gerettet und Ihnen neu geschenkt werden kann. Allerdings nicht in der bisherigen Form. Das neue Leben, das Ihnen geschenkt werden wird, ist eines mit einer Beinprothese. Das ist die Bedingung fürs Überleben-Dürfen."

Der Patient horchte auf. „So kann man es auch ausdrücken", seufzte er.

„Ja", fuhr ich fort. „Sehen wir einmal nach, was Ihr neues Leben sonst noch zu bieten hat. Was war Ihnen denn in Ihrem bisherigen Leben wichtig und wertvoll?"

„Ich bin Konstrukteur und darauf spezialisiert, Brücken zu entwerfen, die jedem Hochwasser standhalten. Mich interessieren Technik und Architektur. Ich entwickle Grafikprogramme für hochkomplexe Entwürfe."

„Das klingt spannend“, sagte ich. „Und was war außerdem noch wertvoll in Ihrem bisherigen Leben?“

„Ich bin ein begeisterter Theaterfreak“, berichtete der Mann. „Wo immer es Festspiele gibt, bin ich dabei. Meine Freundin ist Schauspielerin und gastiert viel im Ausland. Wenn sie hier ist, diskutieren wir oft nächtelang über ein modernes Theaterstück. Auch wenn wir mitunter verschiedener Meinung sind, verbindet uns diese Leidenschaft sehr.“

„Verbindet Sie beide noch mehr?“, fragte ich leise, und abermals nickte er.

„Ich liebe sie.“

„Fassen wir also zusammen“, lächelte ich ihn an. „Morgen wird Ihnen ein neues Leben geschenkt. Ein Leben zwar mit einer bitteren Einschränkung, die allerdings keinen Ihrer großen Werte anrühren wird. Auch mit *einem* Bein können Sie Brücken konstruieren, Grafikprogramme entwickeln, Theatervorstellungen besuchen und Ihrer Freundin Ihre Liebe beweisen. Es wird ein neues Leben voller vertrauter Werte sein ...“ „Wissen Sie, diese Sichtweise hilft mir wirklich“, fiel er mir ins Wort. „Wenn ich morgen zur Narkose geholt werde, werde ich mich an dem Gedanken festhalten, dass ich zur Lebensrettung gefahren werde. Ich danke Ihnen für diesen Tipp!“

Der Mann kam über den furchtbaren Schock hinweg, was er seinem vielfältigen Wertsystem zu verdanken hatte. Hätte ihm lediglich ein einziger Wert etwas bedeutet, noch dazu einer, den zu verlieren er im Begriffe war wie zum Beispiel Rennradfahren, dann wäre die Geschichte unvergleichlich schlechter ausgegangen. Insofern ist Angst nicht selten die Mutter der Verzweiflung: Die *zu große Angst*, etwas oder jemand Bestimmten verabschieden zu müssen (nach dem Motto: „Ohne das oder ohne dich kann ich nicht leben!"), bewirkt die *zu große* Verzweiflung, wenn der Abschied wirklich naht (bis hin zur Suizidalität nach dem Motto: „Jetzt hat mein Leben keinen Sinn mehr"). Merken wir uns: Werte gehören gepflegt, von Zeit zu Zeit aufpoliert, aber sie gehören nicht in den Himmel gehoben zu werden, denn sie sind unser Halt und Sicherungsnetz auf Erden.

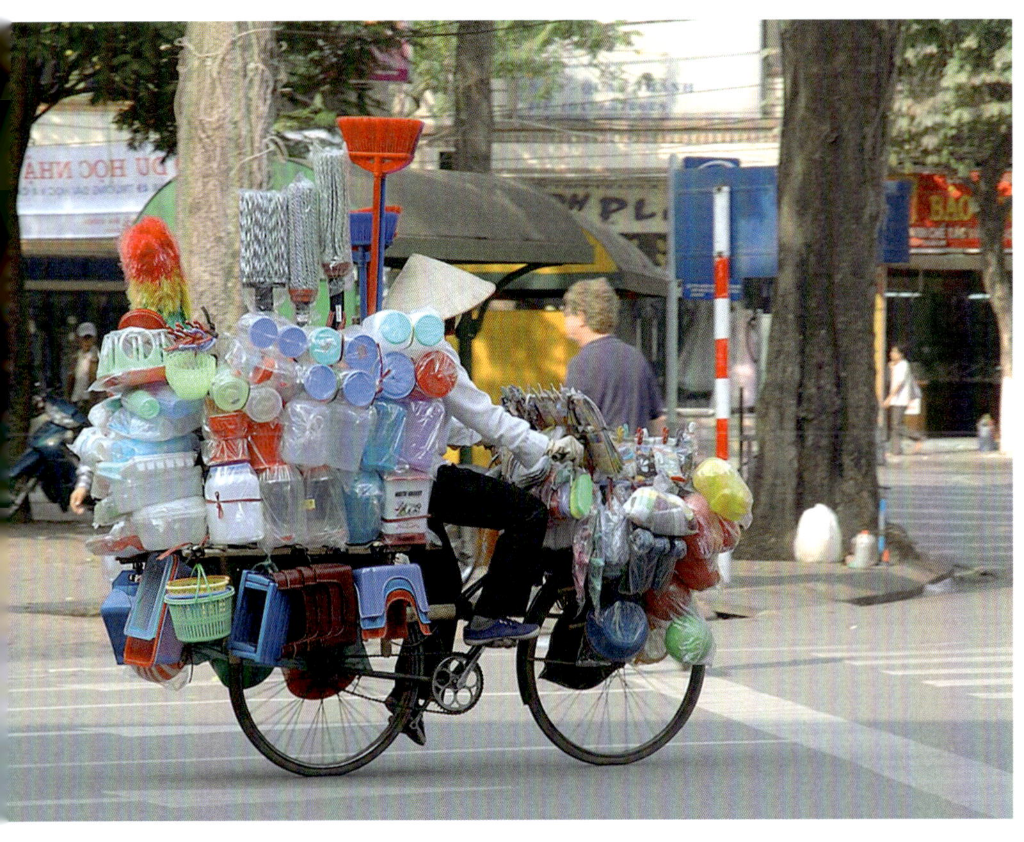

In der Not entsteht Kreativität.

(Mobiler Haushaltswarenhändler in Hanoi, Vietnam)

Von der Quelle zur Welle

In den Anfängen meiner alternativmedizinischen Tätigkeit erhielt ich einmal Besuch von einer angstgeplagten 64-jährigen Frau. Sie erzählte mir von dem abschreckenden Erlebnis eines Erstbesuches bei einer Psychologin und erwähnte einen 24 Seiten langen Fragebogen, den sie auf Wunsch dieser Psychologin bis zum nächsten Mal auszufüllen gehabt hätte. Ich traute meinen Augen kaum, als sie ihn mir zeigte. Beim Durchblättern entdeckte ich drei Seiten mit Dutzenden Fragen zum Thema Sexualität, „Doktorspiele in der Kindheit", geheime Fantasien etc. Mit kummervoller Stimme und Tränen in den Augen berichtete mir die betroffene Frau, sie wisse in ihrer Not die meisten Fragen nicht zu beantworten; und außerdem wolle sie sich einer fremden Person gegenüber nicht derart seelisch entblößen. Erst mein Kopfschütteln und das Aufzeigen neuer erhellender Wege beruhigte sie.

Jahre später erfuhr ich von der Methodik und Effizienz der sinn- und lösungsorientierten Seelenheilkunde nach Viktor E. Frankl, die ganz anders ansetzt als eine ursachen- und krankheitsorientierte Psychotherapie, wie sie vielfach praktiziert wird. Die Franklsche Logotherapie ist darauf ausgerichtet, dem Menschen auf schnellem und würdigem Wege sein Potenzial zur geistigen Befreiung und Entfaltung bewusst zu machen. Sie leitet ihn an, dieses Potenzial produktiv zu nutzen. Maßgeblich zur Verbreitung des logotherapeuthischen Ansatzes beigetragen hat Elisabeth Lukas.

▪ ▪ ▪

Elisabeth Lukas: Zunächst möchte ich den aufgespannten Faden ein bisschen weiterspinnen. Der 64-jährigen Frau, von der die Rede war, ist etwas Unbequemes begegnet: Man hat sie gebeten, einen langen Fragebogen auszufüllen. Einverstanden – das war vielleicht eine Zumutung. Auch einverstanden, dass die Kreuzchen im Fragebogen vermutlich wenig zu ihrer Genesung beigetragen hätten. Aber nicht einverstanden bin ich mit ihrer Reaktion, einer „kummervollen Stimme und Tränen". Es hätte vollauf genügt, wenn die Dame meiner Kollegin den Fragebogen zurückgegeben und freimütig erklärt hätte, sie wolle sich die Beantwortung ersparen. Schließlich gibt es Schlimmeres auf der Welt als die Einladung, einen Fragebogen auszufüllen.

Solche psychologischen Versuche, rasch zu anamnestischen Daten zu gelangen, sind ja nicht nur auf die Kooperation der Betreffenden, sondern auch auf deren Rückmeldungen angewiesen. Zeigt sich, dass viele Patienten die

Ankreuzerei verweigern bzw. damit Probleme haben, wird der Versuch eingestellt. Nicht nur in der Evolution, auch in der Psychotherapie findet ununterbrochen Entwicklung statt, und was sich nicht bewährt, wird aussortiert.

Ich betone dies deswegen, weil Patienten wie die genannte Dame eher Situationen verschärfen als befrieden. In ihrem Falle hat eine unnötige Angst, zu viel oder Falsches von sich preiszugeben oder die Psychologin zu ärgern u. Ä., die Konsultation gleich am Anfang zu Bruch gehen lassen. Die Möglichkeit, dass sich – ganz unabhängig von der leidigen Fragebogen-Geschichte – im gemeinsamen Gespräch eine Hilfestellung für die Dame hätte abzeichnen können, wurde verspielt. Wer aber am laufenden Band Möglichkeiten im Leben verspielt, dem bleibt eben nur ein armseliger Rest an Alternativen. Insofern hätte es sich für die ängstliche Dame gelohnt, den Fragebogen abzulehnen und der Dinge zu harren, die danach kommen … – niemand weiß, ob sich nicht doch noch einige positive Anregungen für sie ergeben hätten.

Würde man derlei Argumente im Nachhinein an die Patientin herantragen, würde sie wahrscheinlich erwidern, sie habe damals nicht die Kraft dazu gefunden. Deshalb stellt sich allgemein die Frage: Woher bekommen wir Kraft?

Nun, Kraft ist nicht etwas, das wir in einer bestimmten Menge zur Verfügung haben, wie etwa eine Substanz, die in gewissem Ausmaß vorhanden ist. Willenskraft, Energie,

Vitalität sind geistige Quellen, die zu sprudeln beginnen, sobald „unterirdische Zuflüsse“ sie speisen. Manchmal haben wir mehr Kraft, manchmal weniger. Unter manchen Umständen haben wir unglaublich viel Kraft, und unter anderen verlieren wir sie total. Wobei der stärkste „unterirdische Zufluss“, der am meisten Kraft aus uns hervorlockt, dasjenige ist, was Viktor E. Frankl *den Sinn des Augenblicks* genannt hat.

Der Sinn des Augenblicks meldet sich wie ein Ruf, den wir zutiefst in unserem Inneren vernehmen. Er appelliert an uns: „Komm, raffe dich auf, tue etwas …; hier wirst du gebraucht, hier bist du wichtig, ja, unersetzlich! Wenn *du* es nicht tust, nicht *jetzt* tust, tut es keiner an deiner Stelle! Wenn du es versäumst, bleibt etwas ungeschehen, um das die Welt … trauert …“ Ich weiß, das ist krass ausgedrückt. Und doch ist es haargenau so, denn jeder Mensch ist einmalig und einzigartig und kann seinen optimalen Beitrag zum „Ganzen“ nur auf seine besondere Weise leisten. Und leistet er ihn nicht, fehlt etwas zum Optimum des Ganzen. Man muss kein Johann W. von Goethe sein, um zu begreifen, dass jede Dichtung, die er nicht geschrieben hätte, der Welt fehlen würde. Man muss auch kein Giuseppe Verdi sein, um zu begreifen, dass jede Melodie, der er sich verweigert hätte, für immer dahin gewesen wäre. Der „kleine Mann“, die „kleine Frau“ von nebenan sind ebenso gerufen, das Ihre zu leisten, heute, morgen und übermorgen. Der eine ist gerade dazu gerufen, ein Baby trocken zu legen, der andere ist gerade dazu gerufen, Ordnung in seine Dokumente zu bringen. Der eine ist dazu gerufen, ein Grab mit Blumen zu schmücken, der andere ist dazu gerufen, eine schadhafte Tapete auszubessern, und so geht es fort. Das Interessante dabei ist, dass dieser seltsame Ruf nicht von unseren Mitmenschen und schon gar nicht von irgendwelchen Autoritäten ausgeht, sondern eben vom Sinn, der aus den verwobenen Gegebenheiten der jeweiligen Lebenssituation entspringt und insofern uns eher „überirdisch" als „unterirdisch" zufließt. Ist ein Baby nass, dann ist es einfach sinnvoll, es trockenzulegen – auch wenn einem dies niemand gebietet. Sind Dokumente in einem Wirrwarr durcheinander, dann ist es einfach sinnvoll, sie zu ordnen … Ist das Grab eines Angehörigen verwahrlost, dann ist es einfach sinnvoll, es zu sanieren … Der Sinn des Augenblicks erzählt uns, was jeweils exklusiv auf uns wartet; und wer diesen Ruf vernimmt, dem ist „automatisch" auch die Kraft gegeben, diesem Ruf zu gehorchen.

Was ist das für eine mysteriöse „Automatik"? Das lässt sich leicht erklären: Es kann uns nichts (aus höherer Warte) aufgegeben und aufgetragen sein, das unsere Fähigkeiten übersteigt! Es wäre doch völlig sinnwidrig, einem Menschen zuzurufen, er solle etwas leisten, das von ihm nicht zu leisten ist; und „der Sinn" handelt sicher nicht sinnwidrig! Der poetisch Unbegabte ist nicht zu Dichtungen gerufen, und der Unmusikalische ist nicht gerufen, Opern zu komponieren. Nein, was uns der Sinn des Augenblicks suggeriert, ist hauchfein abgestimmt auf unsere gegenwärtigen Potenziale, aber es holt sie auch hervor, holt sie aus der Versenkung ans Licht. Kraft gibt es immer dann, wenn man spürt und fühlt, *wofür* man sie braucht. Kraft wird „gezündet" vom Ruf des Sinns.

Ein extremes Beispiel dazu: Jemand ist auf Safari in Afrika. Er steigt aus dem Wagen, um einen Löwen zu fotografieren. Plötzlich setzt sich der Löwe in Bewegung, schneller als gedacht – und auf einmal hat der Safaribesucher enorme Kraft, um zum Wagen zurückzurennen! Unvergleichlich mehr Kraft als beim Alltagsjogging! Na ja, der Ruf dieses „Sinns des Augenblicks" ist auch schrill genug …

Was für das Physische gilt, gilt genauso für das Psychische. Wenn der Wille eines Menschen ein Gewolltes im Visier hat und dieses Gewollte als sinnvoll aufscheint, setzt der Wille ungeheure Kräfte frei. Wir kennen das sehr gut aus der Psychotherapie. Präzise gesagt, aus den Sternstunden der Psychotherapie. Wenn Suchtkranke, die jahrzehntelang abhängig waren, die Kraft finden, aus ihrer Sucht auszusteigen. Wenn Angstkranke sich auf einmal ihren Ängsten nicht mehr beugen und stattdessen aufrecht und mutig durchs Leben marschieren. Ich kann nur beteuern: Es geschehen Wunder! Allerdings keine von Therapeuten gewirkten Wunder, sondern solche, bei denen aus „überirdischen Gefilden" des Sinns gespeiste Kraftquellen in den Kranken zu sprudeln beginnen und sie instand setzen, vehement ihren Schwächen zu trotzen.

Kehren wir ein letztes Mal zu der 64-jährigen Dame zurück: Zweifellos sah sie keinen Sinn darin, den langatmigen Fragebogen auszufüllen. Okay, an diesem „Sinn" ließ sich zu Recht zweifeln. Hätte sie allerdings einen Sinn darin gesehen, ihr Unbehagen zur Sprache zu bringen, wäre ihr die Kraft dazu auch zugeflossen, und die Kommunikation mit der Psychologin wäre in dic zweite Runde gegangen. Die Dame empfing jedoch einen anderen „Sinn-Anruf", der ungefähr so lautete: „Tue etwas, um gesund zu werden! Suche dir eine Person, zu der du mehr Vertrauen haben kannst, und schildere dieser anderen Person deine Not!" Die Dame gehorchte und fand offenbar den für sie richtigen Zuspruch.

Lernen wir aus alledem, dass unsere Kräfte aufwallen, sobald wir eine Unternehmung als sinnvoll wahrnehmen, und dass unsere Kräfte dahinsiechen, solange wir kein sinnvolles Projekt am Horizont unseres Daseins ausmachen. Daraus ergibt sich eine lehrreiche Schlussfolgerung: Wer sich bloß an der Lust orientiert, das heißt, an der Frage, ob er zu einer Unternehmung Lust hat oder nicht, der muss weite Strecken seines Lebens mit halber Kraft zurücklegen, denn nicht immer decken sich Lust und Sinn, und wo sie auseinanderklaffen, dort ist es die sinnwidrige Lust, die die Kräfte unterminiert. Das lässt sich zum Beispiel an der

Suchtkrankheit verdeutlichen. Der Suchtkranke verspürt Lust auf sein Suchtmittel, und der Sinn des Augenblicks schreit: „Stopp! Genug davon! Das Suchtmittel raubt dir Verstand, Geld und Lebenszeit! Verzichte um Himmels willen …!“ Wer wird siegen? Siegt die Lust, kippt der Kranke eine Stufe tiefer in seine Schwäche hinein. Siegt der Sinnanruf, erklimmt der Kranke eine entscheidende Stufe in Richtung Rückgewinnung von Stärke und Souveränität. Bei der Angstkrankheit ist es analog. Der Angstkranke verspürt große Lust, sich vor dem Gefürchteten zu drücken, zu verstecken, es zu umschiffen. Seine „Lust“ ist die Vermeidung von Unlust. Silke, die uns am Anfang dieses Buches vorgestellt worden ist, verspürt beim leisesten fernen Donnergrollen „Lust“, sich hinter Rollläden zu verbarrikadieren. Oder umgekehrt formuliert: Sie hat gar keine Lust, einem Blitz ins Auge zu blicken. Was aber ruft ihr der „Sinn des Augenblicks“ zu? Das ist nicht schwer zu erraten. Er ruft: „Schluss mit dem Theater! Je öfter du der Panik nachgibst, desto öfter hat sie dich in den Klauen! Nun lass die Rollläden offen und halte tapfer durch, bis das Gewitter vorüber ist. Du weißt, dass dir in deiner Wohnung nichts passieren wird! Im Gegenteil, du hast jetzt eine prima Gelegenheit, dich an Blitz und Donner zu gewöhnen, und wenn dir dies gelingt, wird sich auch dein vegetatives Nervensystem beruhigen und dich in Zukunft vor lästigen Dauersitzungen auf der Toilette verschonen.“

Wir können darauf bauen, dass uns die Kraft geschenkt wird, die nötig ist, solchen Sinnanrufen zu gehorchen. Der einzige bittere Beigeschmack dabei ist, dass die Lust in speziellen Fällen vorerst auf der Strecke bleibt. „Lustig“ wäre es für Silke beileibe nicht, ein Fenster-Rendezvous mit dem nächsten Blitz zu wagen. Da müsste sie schon gehörig von ihrer „Trotzmacht des Geistes“ Gebrauch machen, wie Frankl jene Mächte im Menschen nannte, die selbst ausufernde Emotionen noch einzubremsen vermögen, wenn es sein muss und soll.

Lust ist eine herrlich bunte, schillernde Farbe auf unserer psychischen Palette, die es keineswegs immer zu unterdrücken gilt; aber wenn es sinnvoll ist, sie in ihre Schranken zu weisen, dann müssen wir auf unser geistiges Kontingent zurückgreifen, das ein letztes Machtwort zu sprechen fähig ist, um nicht falschem Begehr, Verlangen oder unsittlichem Triebgebahren ungehemmt freien Lauf zu lassen. Ein Jugendlicher hat „Lust“, einer Passantin die Handtasche zu entreißen? Ein Angestellter hat „Lust“, seinen Konkurrenten beim Chef anzuschwärzen? Eine Frau hat „Lust“, ihren Kummer in Alkohol zu ertränken? Ja, die Lust gibt es da und dort: beim musisch Hehren oder beim unethisch Abscheulichen, da macht sie keinen Unterschied. Anders hingegen der „Sinn des Augenblicks“: Er kennt den Unterschied. Er gibt uns ein, wann wir mit der Lust jubelnd davonfliegen dürfen und wann wir ihr einsichtig Einhalt gebieten sollen.

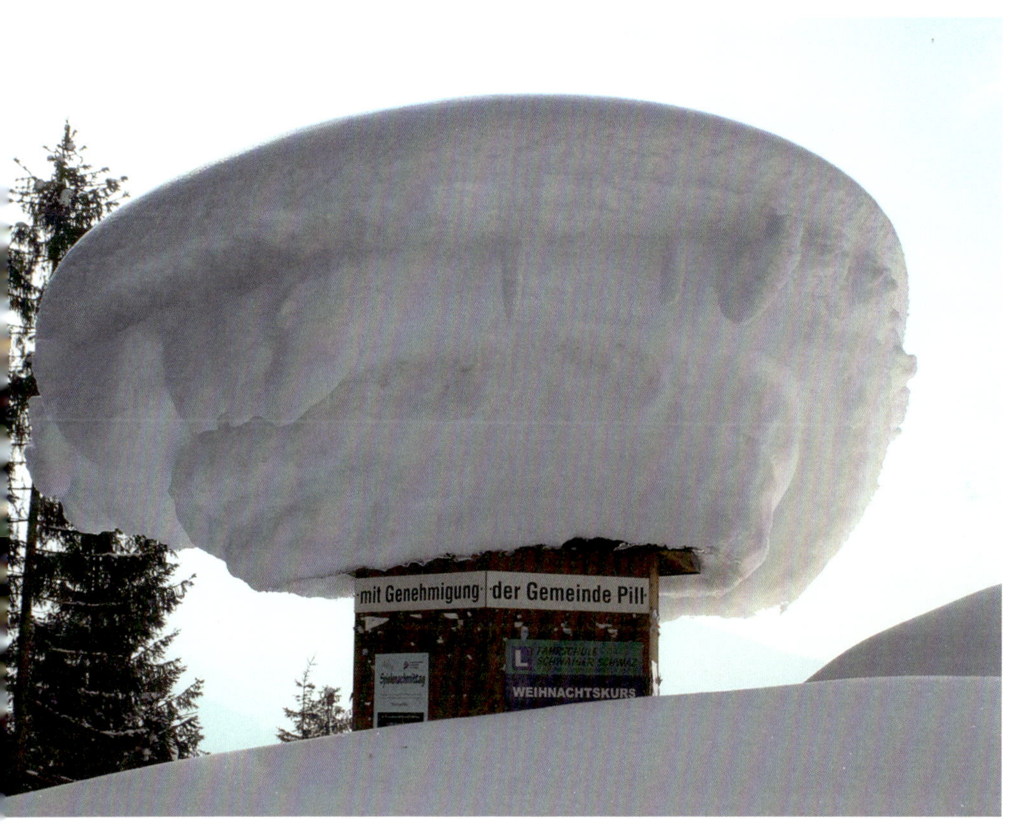

Belastung kann tragbar sein.

(Tiroler Litfasssäule mit winterlicher Schneehaube, Österreich)

Sinn und Lust haben eine spannende Beziehung zueinander, weshalb ich vorhin sagte: Würde Silke dem Sinnanruf folgen, bliebe ihre Lust „vorerst“ auf der Strecke. „Vorerst“ – denn da müsste sie leider durch! Doch sollte sie den Triumph feiern, sich an einem Gewitterabend dem Schauspiel vor dem Fenster auszusetzen und auf sämtliche irrationalen Schutzvorrichtungen zu verzichten, dann – man höre und staune! – würden sich Sinn und Lust plötzlich wieder in Harmonie vereinen. Silke hätte Sinnvolles vollbracht, nämlich sich aus dem Würgegriff ihrer quälenden Ängste befreit; und sie würde sich unbändig freuen: über ihren geistigen Triumph, ihre eroberte Stabilität, ihre wiederkehrende Normalität. Die Lust am unbeschwerten Leben würde beginnen, durch ihre Seele zu tanzen. Es ist schon eigenartig: Die Lust, die uns ein Sinnanruf gelegentlich verwehrt, schwingt auf geheimnisvollen Bahnen zu uns zurück, sobald der Sinn erfüllt worden ist. Sinnvolles Leben erzeugt Freude. Auch der Jugendliche, der *nicht* zum Räuber wird, oder der Angestellte, der *niemanden* verleumdet, werden mit Lust belohnt, nämlich mit der Lust und Lebensfreude guter zwischenmenschlicher Verhältnisse und einem inneren Frieden ohne die ständige Sorge, von irgendwem irgendwann einmal ertappt zu werden.

Aus der Statistik kommen uns weitere Kenntnisse zu, die Frankls Thesen bestätigen. So hat das Bewusstsein, einer sinnvollen Aufgabe zu dienen, krankheitsverhütende und lebensverlängernde Wirkung. Befragt man etwa 90- bis 100-jährige Personen, was ihrer Meinung nach dazu beigetragen habe, dass sie ein so hohes Alter erreicht hätten, erhält man vor allem die Aussage, dass sie *immer gearbeitet* und *einen Sinn in ihrer Arbeit* gesehen, also nie die Hände in den Schoß gelegt und in Passivität verharrt hätten. Da nicht davon auszugehen ist, dass diese Personen über ihr 70. Lebensjahr hinaus beruflich tätig gewesen sind, muss ihre Arbeit in freiwilligen Tätigkeiten und Beschäftigungen bestanden haben, die sie aus eigener Initiative übernommen haben. Es spielt keine Rolle, ob sie Hühner gefüttert, Wintergärten betreut, Enkelkinder gehütet, Warenbestellungen ausgeführt, Söckchen gestrickt oder Volkshochschulkurse belegt haben, das Wesentliche dabei ist, dass sie es gerne gemacht haben, weil sie es eben für wichtig und richtig hielten, und dass es ihnen nicht von „außen" aufgedrückt worden ist, sondern ihrem eigenen Willen entsprungen ist.

Noch etwas lehrt uns die Statistik: Laut Untersuchungen an besonders erfolgreichen und tüchtigen Menschen erweisen sich diese in hohem Maße als „feedback-unabhängig". Das heißt, es ist für sie von untergeordneter Bedeutung, ob sie für ihr Handeln Anerkennung, Dank und sonstige positive Rückmeldungen erhalten. Die Früchte ihres Wirkens müssen nicht belohnt werden. Sie brauchen keinen Applaus des Publikums. Das stärkt sie ungemein. Kein Schatten einer Angst vor der Bewertung durch andere trübt ihre Aktionen.

Kein vorweggenommenes Entsetzen über mögliche Kritik und Ablehnung lähmt ihr Engagement. Kein gieriges Lauern auf Lobhudelei und Zuwendung lenkt sie von ihren Zielen ab. Was sie autark in sich selbst als sinnvoll erfassen, ist ihre Richtschnur und leitet sie ihres Weges. *Das* ist das Rezept ihrer nicht versiegenden Kraft.

Im Zuge der um sich greifenden Burnout-Misere hat man Lehrerinnen und Lehrer auf ihre „Feedback-Abhängigkeit" getestet, und siehe da: Diejenigen waren am meisten in sich gefestigt und mit ihrem Beruf zufrieden, die sich weder vor ihren Schülern noch vor deren Eltern fürchteten und auch nicht um die Gunst beider buhlten, sondern sich ehrlichen Herzens Gedanken darüber machten, was ihre Schüler am nötigsten hätten und was ihnen an Wertvollem mit ins Leben gegeben werden könnte. Diejenigen Lehrer, die sich um ihre Schüler und nichts als ihre Schüler kümmerten – ob das Vätern, Müttern, Schuldirektoren oder den jungen Leuten selbst passte oder nicht – vermochten sich am besten zu behaupten und dem Chaos in den Klassen Herr zu werden.

Eine weitere große Berufsgruppe, für die es extrem hilfreich wäre, sich von jeglicher „Feedback-Abhängigkeit" freizustrampeln, ist die Gruppe der im Haushalt Tätigen. Kaum jemand ist so emsig wie sie. Kaum jemand leistet so wichtige Beiträge zum allgemeinen Wohlbefinden von Scharen von Mitmenschen. Was würde aus uns allen, wenn nicht „Heinzelmännchen", und das sind meist immer noch die Frauen, ringsum putzen, waschen, kochen, aufräumen, ausbessern, Nachschub heranschleppen und Abfall entsorgen würden? Noch sind die Maschinen und Roboter nicht clever genug, sie zu ersetzen, und was die familiäre Atmosphäre betrifft, werden sie sie auch kaum jemals ersetzen können. Also: Wer sagt zu jenen dienstbaren Geistern: „O, sind die Fenster wieder hell und schön geputzt!"? Wer sagt: „Mmm, auf den frisch bezogenen Betten liegt man himmlisch, weil die Laken faltenlos gebügelt sind!"? Niemand? Kein Familienangehöriger? Wer geht durch ein Lebensmittelgeschäft und registriert, dass der Boden sauber glänzt und die Regale abgestaubt sind? Niemand? Kein Kunde? Nicht einmal der Geschäftsführer?

Nein, niemand. Machen wir uns nichts vor. Eine der hochintegrativsten Tätigkeiten, die Hausarbeit, bei der viele Elemente, von der Ernährung bis zum Raumklima, von der Budgetplanung bis zur Krankenpflege, synchronisiert und unendlich viele Handgriffe erledigt werden, vor allem wenn die Erziehung von Kindern dazukommt, läuft wie „selbstverständlich" ab und wird von ihren Nutznießern kaum gewürdigt – und ständig unterschätzt.

Das Stichwort „Krankenpflege" erinnert an eine weitere Berufsgruppe, die nie den Dank erhält, der ihr gebührt, nämlich an die Menge der professionellen und ehrenamtlichen Pfleger und Helfer, die sich der Kranken, Gebrechlichen, sozial Benachteiligten, Alten und Sterbenden annimmt. Auch dazu ließen sich zahllose Beispiele anführen, doch wir wollen zu unserer Ursprungsfrage zurückkehren, die da lautete: Woher bekommen wir Kraft?

Die Antwort ist eindeutig: Nicht primär von den anderen, die uns stützen, unterstützen, aufmuntern und unsere Bemühungen als wertvoll rückmelden würden. Primär ist es *der Sinn an sich und für sich*, der unsere Taten segnet. Primär ist es das Bewusstsein und die Bereitschaft, Sinnvolles zu tun, woraus uns Kraft zuströmt. Primär ist es die Konkordanz mit dem „Sinn des Augenblicks", die uns vital erhält und in manchen Momenten sogar über unsere biologischen Verhältnisse hinaus mit Energie versorgt, wie nicht nur die Safari-Geschichte belegt. Was Menschen unter extremen Belastungen noch zuwege bringen, wenn sie es als sinnvoll erachten, ist schier gigantisch. Feuerwehrmänner retten Eingeschlossene aus brennenden Häusern. Verhungernde Mütter nähren ihre Kinder. Überlebende aus Kriegsmetzeleien gründen eine Friedensstiftung, Schwerstkranke vollenden ein Buch, an dem sie schreiben, oder einen Teppich, an dem sie weben ...

Unsere primäre Kraftquelle ist der Sinn. Und was ist sekundär? Die „Draufgabe", so merkwürdig das klingt. Just denjenigen, die hinter keinem positiven Feedback hinterherjagen, fällt er häufig als „Draufgabe" in den Schoß. Die engagierten Lehrer, die sich keinen Deut um ihr Image kümmern, sind in der Regel die beliebtesten. Die „Perlen" zu

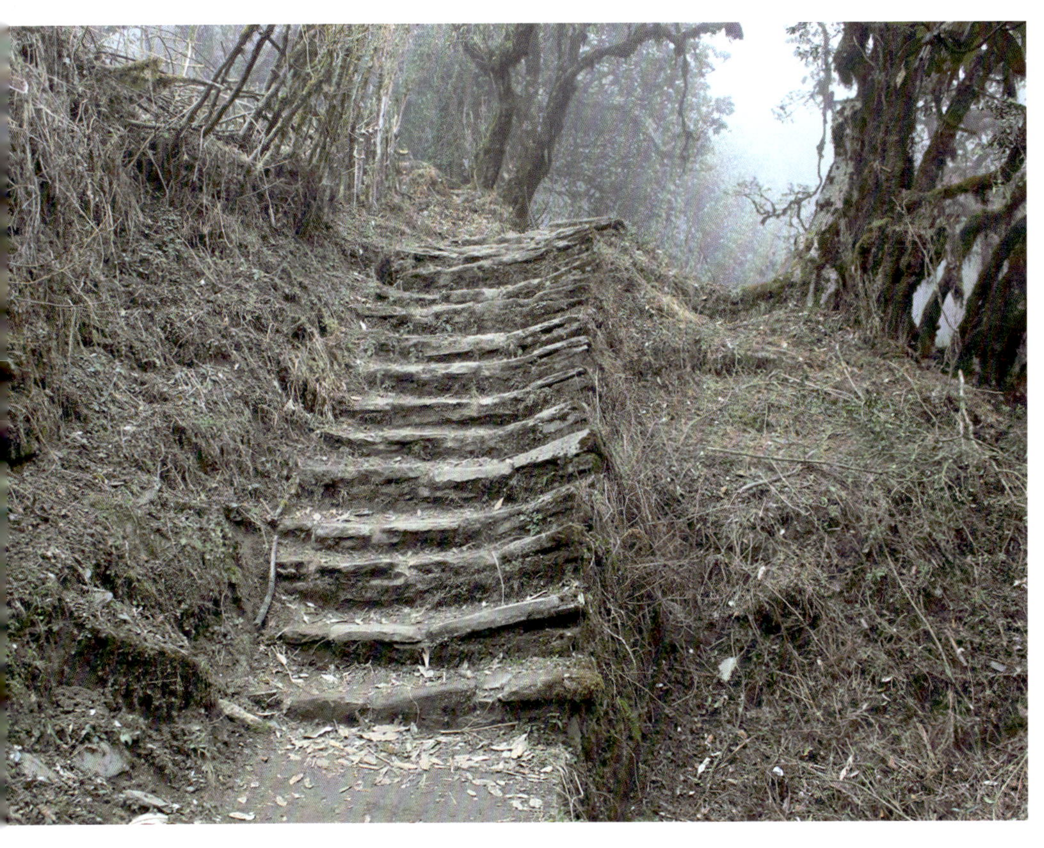

Wege dürfen steinig sein, wenn sie aufwärts führen.

(Einsamer Gebirgspfad in 4000 Meter Höhe, Nepal)

Hause, die in aller Bescheidenheit ein Wellness-Milieu für sämtliche Mitbewohner schaffen, werden von Zeit zu Zeit *doch* gefeiert und geehrt. Die Pfleger, die ein Händchen für ihre Kranken haben, werden da und dort mit innigem Dank bedacht. Die Welt schenkt uns ihr Feedback, aber nicht einklagbar, nicht bestellbar, nicht erwartbar; sie verstreut es wie ungepflanzte Blumen auf einer Wiese, mancherorts sprießend, überraschend und bildschön.

Man erspart sich eine Menge Angst, Stress und Enttäuschung, wenn man sich einfach von „Draufgaben" beschenken lässt, ohne mit ihnen zu rechnen oder gar sie erzwingen zu wollen. Es reicht – und muss reichen – zu wissen, dass nichts Sinnvolles, Gutes, Liebevolles, das getan wird, umsonst ist. Es zeitigt Ergebnisse, ob wir sie sehen oder nicht. Es ist wie mit der Metapher vom Stein, der ins Wasser geworfen wird. Bekanntlich erzeugt sein Eintauchen ins Wasser Wellen rings um ihn herum, die sich verbreiten. Die Wasseroberfläche gerät in Bewegung, in Schwingung. Sie schwingt ihm nach. Aber der Stein „weiß" nichts davon. Er sinkt auf den Grund des Wassers, wo von der Schwingung an der Oberfläche nichts zu spüren ist. So ähnlich ist es mit der Wirkkraft von uns Menschen. Wir bringen etwas in Bewegung, aber es wird uns nicht zugetragen, oder wir leben nicht lange genug, um es zu erfahren. Aber was macht das schon aus? Vertrauen wir darauf, dass uns der „Sinn des Augenblicks" jeweils in die richtigen Wurfbahnen bringt, und dass jedes Eintauchen von uns in diese Welt sie verändert – zum Guten verändert, wann immer wir den Mut haben, es aufrichtig gut zu meinen. Es schwingt hinter uns her. Was brauchen wir mehr?

O trübe diese Tage nicht …

Als ich nach meiner Schulzeit und Ausbildung eine Zeitlang als Sanitäter im Rettungsdienst tätig war, glaubte ich noch ungebrochen an die Heilkraft von Krankenhaus und Ärzten. Mit überzeugter Miene tröstete ich im martinshornlärmenden und blaulichtflackernden Rettungswagen: „In den Händen der Ärzte wird alles gut! Die kriegen schon alles wieder hin!"

Heute bin ich skeptischer. Ärzte sind unverzichtbar, nicht nur im Dienst von Notfällen und bei der Leistung von Erster Hilfe. Aber was die spätere Regeneration und umfassende Heilung angeht, hat die Schulmedizin offenkundig ihre Grenzen und Mängel. Vor allem ist festzustellen, dass Ärzte in der Regel zu wenig Zeit für ihre Patienten haben. Im Durchschnitt beträgt die heutige Patienten-Arzt-Besuchszeit in deutschen Praxen knappe sechs Minuten. Da ist nicht viel mehr drin als die Ausstellung eines Rezepts oder einer Überweisung. Wer hat noch das Gespür für feine Nuancen, wer den ganzheitlichen Blick auf den Menschen? Wer das Ohr für den seelischen Kummer eines Kranken? Das Korsett von Krankenkassen und Pharmaindustrie gewährt den Ärzten kaum mehr Spielraum dafür. Was übrig bleibt, ist oft nur der Rat zu „Pillen und Säften". Dabei ist nicht nur in alternativmedizinischen Kreisen hinlänglich bekannt, dass körperliches und seelisches Wohlbefinden zusammengehören. Zusätzlich zu kurativen Maßnahmen muss in einem Gesamtkonzept auch immer Stress, Sorgen und Ängsten der Ratsuchenden effektiv entgegengearbeitet werden. „Wie", das erläutert uns Elisabeth Lukas in ihren nächsten Ausführungen.

■ ■ ■

Elisabeth Lukas: Eine Beobachtung von Reitern, die an Springturnieren teilnehmen, sei für unsere Zwecke symbolhaft. Der Reiter sitzt auf einem Pferd, das auf ein Hindernis zugaloppiert. Das Hindernis besteht in einer Holzstange, die in einer bestimmten Höhe angebracht ist, und die das Pferd überspringen soll. Die Beobachtung besagt nun Folgendes: Wenn der Reiter die Barriere vor sich fixiert, läuft sein Pferd bis zur Stange und bleibt dort stehen. Es verweigert den Sprung. Offenbar beugt sich der Reiter eine Spur zu weit vor, solange er auf das Hindernis vor sich schaut, und übt dadurch einen irritierenden Druck auf sein Pferd aus. Schaut der Reiter im Gegensatz dazu auf den Weg *hinter* der Stange, schaut er in das Land *hinter* der Barriere hinein, dann richtet er sich auf, und sein Pferd … springt.

Die Symbolik ist übertragbar auf die Hindernisse in unserem Leben und unseren Umgang mit ihnen. Fokussieren wir sie, türmen sie sich unüberwindlich vor uns auf. Behalten wir im Blick, was „hinter“ unseren Hindernissen liegt, gelingt es uns leichter, zum Sprung abzuheben.

Die Symbolik ist auch deshalb so passend, weil die darin anklingende Einheit von Reiter und Pferd unserer menschlichen Wesenheit ähnelt. Was wir sind, sind wir als „geistige Person“ (als „Reiter“) in Personalunion mit unserem körperlich-seelischen Organismus (dem „Pferd“). Die Person, die wir *sind*, sendet andauernd Signale an den Organismus, den wir *haben*, und dieser reagiert. Insofern trägt jeder von uns eine Verantwortung dafür, wie er „sein Pferdchen“ behandelt: ob er es schindet oder streichelt, ob er es niederdrückt oder aufrichtet. Jeder ist für seine Gesundheit und sogar für die Gestaltung seiner Krankheitsphasen mit verantwortlich. Wer zu viele Gifte (Nikotin, Alkohol) seinem Körper zuführt, wer zu wenig schläft und ruht, wer zu viel sitzt, isst und zu wenig Sport treibt und läuft, wer sich zu viel aufregt über Winzigkeiten und zu wenig lacht und singt, etc., der darf sich nicht wundern, wenn sein „Pferdchen“ hechelt und lahmt. Wer noch dazu von früh bis spät die Hindernisse auf seinem Wege reflektiert, ja, vielleicht nachts noch von ihnen träumt, der darf sich schon gar nicht wundern, wenn sein „Pferdchen“ stehen bleibt und jegliche Sprungaktivität verweigert. Das diffizile Kunstwerk „Organismus“, das uns trägt und auf das wir angewiesen sind, hat eben keine andere Protestmöglichkeit als die Verweigerung seiner Dienste.

Jener Dienste, die uns so lange – bis zum bitteren Erwachen – als so selbstverständlich erschienen sind.

Was liegt also *hinter* unseren Hindernissen? Vielleicht ist es eine nützliche Anregung, gelegentlich (und nicht nur zu Allerseelen) einen Spaziergang durch einen Friedhof zu machen. Wie das Wort besagt, ist es ein friedlicher Ort, ideal für eine grundlegende Besinnung. Nicht wenige Menschen, die sich von ihren überflüssigen Sachen nicht trennen können, können dies nach einem solchen Spaziergang im Nu. Auf den Grabsteinen steht in unsichtbarer Schrift überdeutlich geschrieben, dass all das angehäufte Zeug, für das man sich abgerackert hat, am Ende herzlich wenig nützt. Menschen, die sich mit Ängsten herumschlagen, ob sie Terminarbeiten fristgerecht abliefern werden können, ob sie bei der nächsten Beförderung mit dabei sein werden, ob ihre Partnerschaft noch zu retten sei, und dergleichen mehr, sehen der Zukunft vielleicht gelassener ins Auge. Der Odem der Vergänglichkeit, der zwischen den Gräbern weht, entspannt die verkrampften Befürchtungen. Man stirbt nicht an verfehlten Leistungen und gescheiterten Beziehungen; man stirbt *sowieso,* auch bei glänzenden Karrieren und glücklichem Familienleben. Was liegt also *hinter* unseren Hindernissen?

Fragen wir die Toten. Was würden sie uns raten, könnten sie zu uns sprechen? Vermutlich würden sie sagen: „Macht euch ein einfaches, gutes Leben und genießt jeden Tag!

Schaut euch den Sonnenuntergang an. Lauscht dem Wind in den Wipfeln der Bäume. Stapft durch den Schnee. Umarmt eure Lieben. Dankt euren Gönnern. Spielt mit euren Kindern. Lest ein interessantes Buch. Lasst euch ein köstlich belegtes Brötchen schmecken. Streckt euch wohlig unter der warmen Decke aus. Und vor allem: Ärgert euch über nichts und niemanden, und fürchtet euch nicht. Es kommt, wie es kommen wird, aber es ist auf jeden Fall wert, zu leben. Es ist ein grandioses Erlebnis, mitten in den unendlichen Weiten des Kosmos ein Aufblitzen lang zu Bewusstsein zu gelangen und am Geschick der Welt mit anfassen zu dürfen. Trübt es nicht, dieses grandiose Erlebnis, trübt es nicht …" Wem fiele dazu nicht der Vers von Theodor Fontane ein:

> O trübe diese Tage nicht,
> sie sind der letzte Sonnenschein.
> Wie lange, und es lischt das Licht
> und unser Winter bricht herein …

Ein *einfaches, gutes Leben* liegt hinter unseren Hindernissen, und dort sollten wir hineinspringen. Wir sind allesamt zu besitzlastig, doch der Wert eines Menschen gründet in seiner Person und nicht in seinem Besitz! Werfen wir beizeiten sämtlichen Ballast ab, der uns beim einfachen, unkomplizierten Leben stört. Begrenzen wir unser Prestigestreben und unsere materiellen Ansprüche, die uns nur in die Schul-

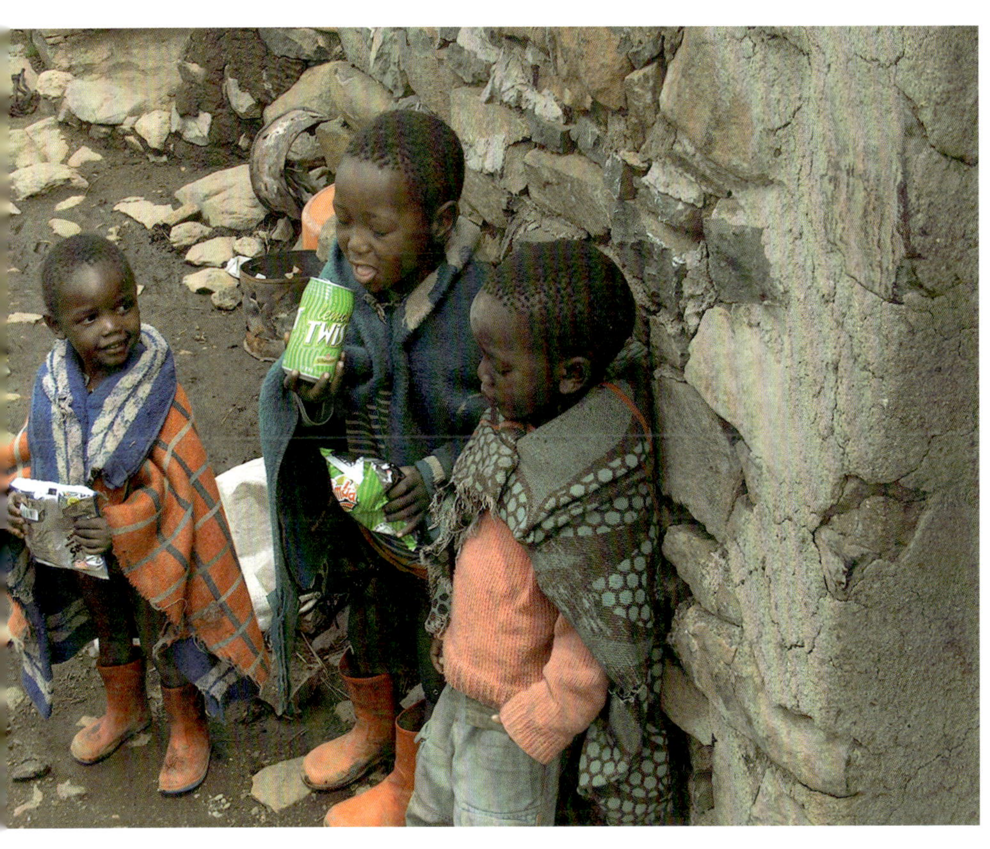

Gelassenheit macht’s leichter.

(Drei Kinder am Sani Pass im Königreich Lesotho)

denfalle locken, und lehren wir auch unseren Nachwuchs, mit wenigen Gütern zufrieden zu sein. Die Wirtschaftskrise hat uns davor gewarnt, an ununterbrochenes Wachstum zu glauben, und wie es laut Futurologen aussieht, werden noch weitere Warnungen auf uns zukommen. Insbesondere unsere „Wohlstandsgesellschaft" wird sich angesichts der dramatischen Herausforderungen des 21. Jahrhunderts noch gründlich umorientieren müssen, und damit könnten wir in unserem Privatleben eigentlich gleich beginnen.

Wie oft habe ich von Patienten gehört, dass sie sich total erschöpft, mutlos und depressiv fühlen! Dass sie nach einer „Auszeit" schreien. Dass sie es machen wie der kleine Neffe in folgendem Witz:

„Gehst du schon in die Schule?", fragt der Onkel seinen kleinen Neffen.

„Na klar", antwortet dieser.

„Und was machst du in der Schule?"

„Ich warte, bis sie aus ist."

Manche Menschen warten, bis ihr Leben aus ist. Wie schade! „O trübe diese Tage nicht ..."

Da hilft nur eine radikale Umwandlung des eigenen Lebensstils. Erinnern wir uns: Wir haben schon fast alle Zutaten zu einem einfachen, guten Leben kennengelernt:

– Öfter in die Stille gehen.
– Lauschen, was aus uns selbst heraus klingt.
– Den Ruf des „Sinns des Augenblicks“ vernehmen.
– Ihm vertrauen und in Demut folgen.
– Sich als „Draufgabe“ vom Leben beschenken lassen.

Dazu noch eine Ergänzung. Viktor E. Frankl sprach von drei Arten, wie Leben trotz diverser Widrigkeiten attraktiv und bejahenswürdig bleiben kann, nämlich durch die Produktion *schöpferischer Werte*, durch reichlich *Erlebniswerte* und durch die Entwicklung von *Einstellungswerten*. Genauer formuliert ließe sich sagen: durch Arbeit, die fleißig und kreativ geleistet wird, durch Freude an liebevollen Begegnungen und erhebenden Erlebnissen und durch positive Einstellungen zu unabänderlichen Schicksalsfaktoren im Sinne einer heroischen Akzeptanz leidvoller Umstände.

Letzteres verdient einige Erläuterungen. Wir haben beim Thema „Ängste“ unterschieden zwischen überzogenen, unnötigen Ängsten (Silke und Co.) und berechtigten schützenden Ängsten mit einem realistischen Hintergrund, zum Beispiel der Angst, in einer Meeresbucht zu baden, die für Haifische berüchtigt ist. Nun kann man nicht allen realistischen Angsthintergründen entrinnen wie der berüchtigten Meeresbucht. Wer eine Krebsoperation überstanden hat, hat berechtigte Angst vor Metastasen. Wer in fortgeschrittenem Alter einer Entlassungswelle zum Opfer gefallen ist, hat berechtigte Angst vor Armut, usw. Es gibt die wirklich „trüben Tage“, ohne dass man etwas dazu getan hat bzw. sie hätte verhindern können. Das Leid ist überall daheim, verschont kein Haus, keine Familie, kennt kein Tabu. Und wer ein Leid erfahren hat, hat immer Angst vor den Konsequenzen und vor noch mehr Leid. Gibt es auch dazu eine Sinnperspektive?

Nicht zum Leid selbst. Warum so viel Schmerz in unserer Welt ist, wissen wir nicht, und jedwede Deutung wäre vermessen. *Wie* aber ein Mensch sein Leiden trägt, wie er sich in seinem Gram verhält, das ist durchaus mit der Sinnfrage kompatibel. Es gibt Menschen, die sich angesichts einer Tragödie zu ihrer vollen inneren Größe entfalten. Die bezeugen, wessen der Mensch auch unter den misslichsten Bedingungen noch fähig ist. Viktor E. Frankl hat von Kameraden im Konzentrationslager berichtet, die unter unvorstellbaren Qualen einander halfen und trösteten. Er berichtete von einer Dame in Israel, deren zehn Kinder im Holocaust umgekommen sind. Sie trug ein Armband mit den Milchzähnen ihrer Kinder am Handgelenk. Und was machte sie, nachdem sie überlebt hatte? Sie übernahm die Leitung eines Waisenhauses und gab den dortigen Kindern ihre ganze mütterliche Liebe.

Aber auch weniger spektakuläre „Helden“ finden sich vielerorts. Personen, die Gesundheit, Heimat, Ansehen oder sonstige Ressourcen verloren haben und sich dennoch den Lebensmut nicht rauben lassen. Die tapfer diejenigen Chancen nützen, die ihnen noch offenstehen. Gehbehinderte Omas mit einem Lächeln auf den Lippen. Akademisch ausgebildete Zuwanderer, die ohne Zaudern Hilfsarbeit verrichten. Alleinerziehende Väter, die sich die Ferienreise ihrer Kinder vom Munde absparen. Sie alle verwirklichen „Einstellungswerte" (Frankl), das heißt, sie stellen sich vorbildlich auf die bedauerlichen Gegebenheiten ein, die ihnen das Schicksal auferlegt hat. Sie erfüllen Sinn unter schwierigsten Umständen – und natürlich gibt es dafür allerlei „Draufgaben": Die Angst verringert sich. Der (berechtigte) Schmerz weicht zwar nicht, gestattet aber, dass er ertragen werden kann. Das Schlimme, das einem widerfahren ist, wird nicht vergessen, aber es findet seinen Platz im Gesamtmosaik der Lebensgeschichte, an dem es ruhen kann, ohne dass es ständig die Gegenwart aufwühlen würde. Mit der Akzeptanz kehrt Frieden in die Seele ein.

Wenn der Tiger Zahnweh hat

Ein Millionenpublikum setzt sich jede Woche vor den Fernseher, um bei Knabbergebäck „genüsslich" den verbrechenschwangeren Sonntagskrimi anzusehen, obwohl gerade an diesem Abend, statistisch betrachtet, die Familienmitglieder am häufigsten beisammen sind. Laut einer Untersuchung der Zeitschrift „Hörzu" wird über 30 000 Mal pro Jahr im Fernsehen gemordet. In der virtuellen Spielwelt der Jugendlichen geht die Tötungszahl gar in die Zigmillionen.

Wir sind ständig mit Aggression und Gewalt konfrontiert. Nicht zu vergessen die Gewalt gegen sich selbst. Die „Gesellschaft für Suizidprävention" hat unlängst mitgeteilt, dass allein in Deutschland alle vier Minuten ein Selbstmordversuch unternommen wird. Über 10 000 vollendete Suizide pro Jahr sprechen eine furchtbare Sprache.

Wenn Sinn im Leben verloren geht und das tragende Netz der Werte zerreißt, sind Aggression und Gewalt gegen sich und andere kaum mehr zu bändigen. Sie sind Ausdruck von innerer Leere und der Unfähigkeit, seelischem Leid mit positiven Einstellungen zu begegnen.

Die Coverabbildung dieses Buches zeigt eine palmenbewachsene kleine Tropeninsel, umgeben von einer schützenden Glocke, gleich einem sichtbaren gläsernen Schutzschirm. Es prasseln die grellsten Blitze hernieder, der Sturm tobt, aber nichts erreicht das sonnige Eiland. Können wir uns und unsere Werte so schützen? Können wir, die wir ja allesamt Kinder unserer Zeit sind, uns aus den mächtigen pathologischen Trends dieses elektronischen Zeitalters ein Stück weit heraushalten? Können wir die Aggression und Gewalt gegen uns und andere bändigen? Elisabeth Lukas meint: ja.

▪ ▪ ▪

Elisabeth Lukas: Es gibt drei Arten, mit einer Frustration oder Kränkung umzugehen. Die würdigste und psychohygienisch beste Art haben wir in der Diskussion der *Einstellungswerte* (Frankl) kennengelernt. Insofern muss eine Kränkung nicht unbedingt krank machen, wie ein platter Slogan behauptet. Eine erlittene Kränkung kann auch dazu führen, dass der Betreffende eine klärende Aussprache mit seinem Widersacher sucht, sich mit Mitbetroffenen solidarisiert oder eine Variante gewaltlosen Widerstandes entdeckt, die die Situation entdramatisiert.

Die anderen beiden Arten, mit einer Frustration oder Kränkung umzugehen, enthalten erhebliches Eskalationspotenzial. Die eine Art ist mit der erwähnten hohen Suizidrate in unserem Lande bereits angeklungen. Es ist die *Autoaggression*. Jemand ist voller Angst, Wut und Schmerz über ein erfahrenes Leid, weiß aber nicht, wohin mit diesem Emotionsbündel, oder wagt es nicht, es seinen „Feinden“ überzustülpen, und so richtet er es in seiner Not gegen sich selbst. Ein Körnchen davon ist in jeder Sucht/Magersucht enthalten. Im Sich-Schneiden und Sich-selbst-Verletzen bei jungen Frauen. In der reaktiven Depression von Menschen, die dem Rest der Welt eine Absage erteilen. Im Sich-Verkriechen und Verstummen traumatisierter Personen. Im Magengeschwür, Migräne-/Asthmaanfall geknechteter „Untertanen“, die sich nicht auf ihre eigenen Füße zu stellen wagen. Dass jede Form von Autoaggression unfruchtbar ist und das eigene Leid bloß vermehrt, ist logisch. Damit ist niemandem gedient, auch den Nicht-Betroffenen nicht, die im Allgemeinen wenig Verständnis dafür aufbringen.

Die dritte Art, auf Frustrationen zu reagieren, ist die *Übertragung*. Sie ist verbreitet und keineswegs so harmlos, wie es mitunter scheinen mag. Wenn jemand in seiner Wut Türen zuschlägt, Bleistifte zerbricht und gelegentlich einen Teller an die Wand knallt, dann könnte man argumentieren, dass dies den Türen, Bleistiften und Tellern nicht weh tut. Man könnte meinen: „Na ja, wenn es den Betreffenden erleichtert, Dampf abzulassen, und wenn er die kaputten Dinge mit eigenem Geld ersetzt … – was ist dagegen einzuwenden?“

Einzuwenden ist, dass derjenige sich das Prinzip angewöhnt, seinen Ärger und seine schlechte Laune auf Unschuldiges und Unbeteiligtes zu „übertragen" und an ihnen auszulassen. Zuerst sind es Dinge, die er zerstört. Später zertritt er Blumen, schlägt er den Hund, brüllt er den Ehepartner an, ohrfeigt er die Kinder. Dazwischen sind nur graduelle Stufen, die sich im Zustand der Erregung schnell nivellieren. Das Aufbäumen gegen ein erlittenes Leid, die durch die Frustration ausgelöste Aggression wird gegen etwas oder jemanden gerichtet, das oder der in keinem Zusammenhang mit der Herkunft des Leids steht, es richtet sich definitiv gegen das Falsche. Manchmal werden auch eigene schuldhafte Anteile am Negativgeschehen in andere (meist Nahestehende) hineinprojiziert, und diese anderen büßen und baden dann aus, was sie nicht verbrochen haben.

Aus dem Tierreich kennen wir vergleichbare Muster. Hat der Tiger im Zirkus Zahnweh, muss der Dompteur (der nichts für des Tigers Zahnweh kann) äußerst vorsichtig sein, nicht unverhofft von ihm angegriffen zu werden, auch wenn er normalerweise das Tier gut in der Hand hat. Aber Schmerz macht eben bissig ... Nur ist ein Unterschied zwischen dem zahnkranken Tiger und einem Familienvater, der, von seinem Chef gedemütigt, wutschnaubend nach Hause kommt und seine Angehörigen terrorisiert. Als menschliches Wesen hat der Familienvater Einblick in die ethische Fragwürdigkeit seines Handelns. Der Tiger hat desgleichen nicht.

Auf humaner Ebene gibt es kein vertretbares „Sich-Abreagieren" an Unschuldigen und Unbeteiligten. Im Gegenteil: Der unbedingte Schutz Unschuldiger sollte ein zwischen allen Völkern der Erde konsensfähiges ethisches Postulat sein – es würde Kriege auf der Stelle ächten. Dasselbe gilt für die kleinen zwischenmenschlichen Fehden im Alltag. Psychologische Versuche aus dem vorigen Jahrhundert, gestressten Personen dadurch zu helfen, dass sie auf Lederbälle eindreschen oder mit Messern auf Fotos ihrer Widersacher einstechen sollten, haben sich überhaupt nicht bewährt. Ihre Aggressionen wurden dabei nur aufgeheizt, und die Übertragungen auf die Mitmenschen nahmen grässlich zu. Fußballrowdies prügelten Passanten auf den Straßen, wenn der gegnerische Verein gewonnen hatte. Fanatiker zündeten Ausländerquartiere an, wenn sie selbst keine Arbeit fanden, und so fort.

Und es hört nicht auf: Ein Leid gebiert ein anderes, und dieses wiederum ein neues, und so laufen ganze Leidketten durch unsere Welt und erzeugen Elend und Verzweiflung. Wer kann eine solche Kette stoppen? Die Antwort lautet: *jeder Einzelne,* in dem Angst, Wut und Schmerz rumoren. Nämlich, indem er auf Autoaggressionen (die ja auch einen Unschuldigen treffen: ihn selbst!) und „Übertragungen" verzichtet.

Aber was kann man sonst machen mit Angst, Wut und Schmerz? Frankls Tipp: *verwandeln*! In eine Energiequelle

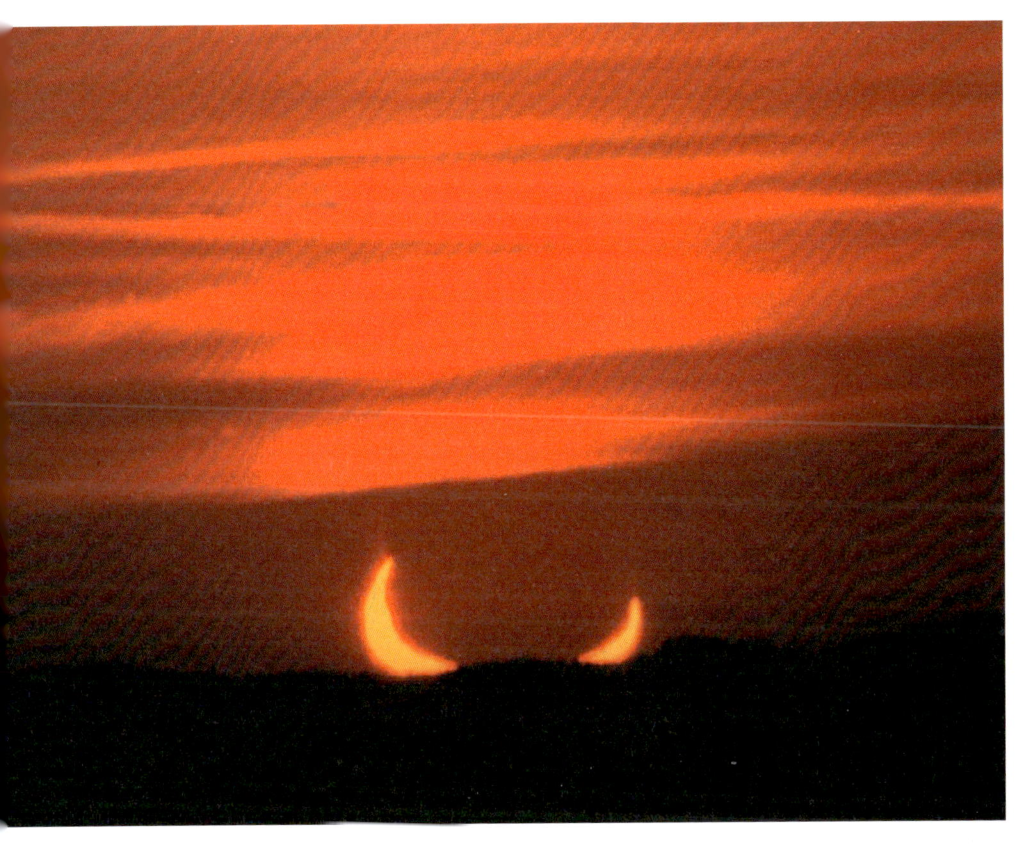

Der Schein trügt; die Wahrheit ist oft anders.

(Sonnenaufgang als partielle Sonnenfinsternis bei Nürnberg)

verwandeln! Wir wissen bereits, was uns am meisten Kraft zuspielt. Es ist der „Sinn des Augenblicks“, der uns im Fall eines Leides genauso anruft wie in unseren unbeschwerten Stunden. Allerdings kann es sein, dass wir ihn im Getöse emotionaler Wogen überhören, weshalb es ein kluger Rat ist, sich bei Schicksalseinbrüchen ein bisschen Zeit zu geben, um die Fassung wiederzuerlangen. Seien wir uns dennoch bewusst: Was wir als Angst, Wut und Schmerz erleben, ist aus der Weisheit der Natur heraus ein Kräfteschub, der uns instand setzt, die Lage zu meistern. Die Tiere erleben solche Gefühle, wenn sie attackiert, verletzt, bedroht werden. Sie brauchen Kraft, um – je nach Gattung – um ihr Leben zu kämpfen oder zu fliehen; und die in ihnen aufsteigende Aggression (inklusive körperlichen Hormonausschüttungen) gewährt sie ihnen. Ebenso braucht der Mensch in seinem Leid Kraft, um es tunlichst zu eliminieren, um Probleme auszuräumen, oder, wenn nichts anderes mehr möglich ist, um das Unglück aufrecht zu ertragen, das ihn getroffen hat. All seinen Kummer, seine Tränen, seine Qual kann er zu dieser Energiequelle gerinnen lassen, und der „Sinn des Augenblicks“ wird ihm präzise einflüstern, wofür die Energie zu nutzen ist: für konstruktive Veränderungen, um das Leid abzuschaffen und vorhandenen Schmerz zu lindern, oder für heroische wertorientierte Einstellungen angesichts von Grenzen, an die man gestoßen ist und die kein Hinausschieben mehr erlauben.

Sollte es kein Schicksalsschlag, sondern eine „feindliche Person“ sein, die uns ein Leid zugefügt hat, gilt es, den Start einer sich aufbauschenden Leidkette zu verhindern. Bei Retourkutschen nach der Devise „Wie-du-mir-so-ich-dir“ schlingt sich die Leidkette um beide Kontrahenten und bindet sie in tödlichem Hass aneinander. Seelenfriede ade! Bei „Übertragungen“ rast sie quer durch die Menge der Nachbarn, Freunde, Kollegen … Mobbing ist ein aktuelles Beispiel dafür. Einer beschimpft den anderen. Bei Autoaggressionen wird tatsächlich krank, wer sich selbst kränkt.

Der „Sinn des Augenblicks“ jedoch bietet uns humane Alternativen an. Er sagt: „Halt ein, du bist kein Tiger im Zirkus! Du musst nicht blindlings (und bissig) reagieren, du bist ein geistiges Wesen und besitzt Entscheidungsmacht! Bündle deinen Schmerz und forme aus ihm ein Kraftpaket. Nimm es und gehe damit ausgerüstet auf deinen ‚Feind‘ zu. Sprich mit ihm offen und wertschätzend über das Problem. Gib ihm eine Chance, seinen eigenen Schmerz zu artikulieren. Versuche, dich in ihn einzufühlen und seine Position zu verstehen. Strecke ihm die Hand hin und gehe einen Minischritt auf ihn zu. Bleibe dabei dir selbst treu, aber bleibe auch in der (Nächsten-)Liebe, wie immer er dein Entgegenkommen erwidert. Erwarte nichts von ihm, stattdessen alles Gute von dir ...“

Ich verspreche niemandem, dass er auf diese Weise jeden Konflikt beilegen kann. Was ich verspreche, ist, dass er auf sich selbst stolz sein kann. Wer Leidketten verhindert, ist ein Held. Es wird ihm mit Seelenfrieden gedankt werden.

Kinder in turbulenter Zeit

Sehr zu meiner Überraschung hat das Ausmaß an „nervlichen Störungen“ in den zurückliegenden zehn Jahren stark zugenommen. Außerdem wurden die Betroffenen immer jünger. Habe ich früher nur vereinzelt Personen im Alter unter 25 Jahren therapiert, hat sich ihre Zahl mindestens verzehnfacht. Wenn ich dementsprechend die „Fieberkurve“ in die Zukunft weiterzeichne, zeigt sich ein besorgniserregendes Bild.

Die Lebensbedingungen der heranwachsenden Kinder und Jugendlichen in unserer Gesellschaft haben sich signifikant verändert. Charmaine Liebertz hat eine Studie über Kinder aus deutschen Großstädten vorgestellt. Demnach leiden:

25% an Rechtschreib- und Leseschwäche,
30% an Wahrnehmungsdefiziten,
34% an Sprachstörungen,
35% an Rechenschwäche,
38% an psychosomatischen Erkrankungen.

Die Studie deutet Zusammenhänge mit der „neuen Kindheit“ an, die geprägt ist von:

1. zu vielen künstlichen Welten und zu wenig realen Erfahrungsräumen,
2. zu viel Passivität und zu wenig Bewegung und Eigenunternehmungen,
3. zu vielen Seh- und Hörreizen und zu wenig anderen Sinneseindrücken,
4. zu vielen Informationen aus zweiter Hand (den Medien) und zu wenig Entwicklung selbständigen Denkens,
5. zu viel Konsum und zu wenig Kreativität.

Das alles überfordert die Kinder heute und leistet körperlichen, seelischen und sozialen Störungen Vorschub. Sie zahlen einen hohen Preis für die Computerisierung und das digitale Internetzeitalter.

Auch die Mütter werden vom Strudel der rasanten Entwicklungen unserer Zeit mitgerissen. Viele wollen oder müssen Haushalt, Erziehung und Berufstätigkeit „irgendwie" koordinieren mit der Folge, dass sie ihre Kinder bereits vor Vollendung des zweiten Lebensjahres in Kindertagesstätten abgeben. Ein Teil dieser Kinder schafft es nicht, von der Mutter getrennt in der „Wildnis" fremder Gleichaltriger und Erzieherinnen heil zu „überleben". Den Vätern geht es nicht viel besser. Ein Teil von ihnen kämpft Tag für Tag, um am immer brutaler werdenden Arbeitsmarkt zu „überleben".

Dies alles belastet die familiären Beziehungen, und es wird zunehmend schwierig, das gemeinsame häusliche Leben einigermaßen harmonisch zu gestalten. Was meint Elisabeth Lukas dazu?

■ ■ ■

Elisabeth Lukas: Alles hat zwei Seiten. Es ist zweifelsfrei ein Fortschritt, dass den Frauen mittlerweile (fast) die gleichen Rechte eingeräumt werden wie den Männern. Im Zuge dessen wird in Wirtschaft und Politik u. a. eine Frauenquote gefordert. Das hört sich löblich an, aber in einem Nebensatz wird folgerichtig nach mehr Kinderbetreuungsplätzen gerufen. Und hierbei hakt es bereits, denn Kinderbetreuungsplätze sind kein vollgültiger Ersatz für die Mütter. Mütter sind mehr als „Betreuerinnen".

Damit will ich nicht sagen, dass die Frauen grundsätzlich in ihre häusliche Domäne zurückkehren sollten, die sie seit Urzeiten innehatten. Allerdings gibt es für Kleinkinder kein förderlicheres „Klima" als die Liebe ihrer Mutter – einer anwesenden Mutter. Freilich können auch Väter oder andere Bezugspersonen einspringen, sofern ihre Anwesenheit beständig ist. Doch ist das Band zwischen einem Kleinkind und seiner Mutter naturgewollt etwas ganz Außerordentliches, das von anderen Personen nicht einfach abkopiert werden kann.

Zahllose Untersuchungen bestätigen, dass es Menschen leichter haben, mit Urvertrauen statt mit Urangst durchs Leben zu gehen, wenn sie eine frühe Geborgenheit im Schoß einer intakten Familie kennengelernt haben. Das soll jene nicht entmutigen, die anderes erfahren haben. Auch in ihnen weht „der Geist, der alles neu macht", und so manches, das Eltern einst versäumt haben, kann man sich in Eigenregie später nacherarbeiten. Nein, diese Untersuchungen sollen vielmehr die Eltern motivieren, ihren Kindern zuliebe ein paar Einschränkungen auf sich zu nehmen, zum Beispiel eine Phase lang auf Doppelgehälter zu verzichten, ein paar Sprossen der Karriereleiter auszulassen oder ein Stück Selbstverwirklichung hintanzustellen.

Zünftig philosophisch betrachtet, verwirklicht man sich sowieso auf die eine oder andere Weise: als fürsorgliche Mutter genauso wie als tüchtige Geschäftsfrau, als Ehepartnerin genauso wie als Single … – jede Entscheidung, die man im Leben trifft, formt unser Selbst und bringt einen Aspekt unseres einmaligen und unverwechselbaren Personseins zur Wirklichkeit.

Nun ist Kindererziehung ein komplexer Prozess, und auch anwesende Mütter sind keine reinen Engel. Das müssen sie aber auch nicht sein; Kinder haben im Allgemeinen ein robustes Seelchen. Solange sie sich geliebt spüren, ist ihre Welt weithin in Ordnung. Was ihnen Angst einjagt, sind *heftige Streitigkeiten* und *extreme Ängste* ihrer Eltern. Streitigkeiten deshalb, weil die Kinder ohnmächtig zusehen müssen, wie ihr Fundament, das sie für „sicher" gehalten haben, bröckelt.

War bislang „sicher", dass Vater und Mutter ihnen in jedweder Not beistehen würden, immer helfend, immer tröstend, immer Lösungen wissend – so offenbart sich plötzlich in deren Streit, dass diese Wesen sich selbst weder helfen noch trösten können, geschweige denn für einander Lösungen parat haben. Ein Schock! Es ist, als flöge man im Flugzeug und entdecke, dass die Piloten bewusstlos sind.

Extreme Ängste der Eltern wiederum werden von den Kindern instinktiv übernommen. Das Gesetz des Instinktes lehrt auch Jungtiere zu flüchten, sobald das Muttertier flüchtet. Die Küken ducken sich unter ein Gebüsch, wenn sich Mutter Henne vor dem Habicht versteckt. Aus der Angst der Mutter lesen die Kleinen ab, dass Gefahr im Verzug ist, und verhalten sich entsprechend. Dasselbe Überlebenspattern steckt uns Menschen im Blut. Die Kleinen stoppen vor der roten Ampel, weil die Mutter stoppt.

Fatal ist nur, wenn die Mutter hochgradig nervös ist und bereits auf harmlose Reize panisch reagiert. Wenn sie keine Rolltreppe betritt, weil sie stürzen könnte, keinen Lift benützt, weil er stecken bleiben könnte, keinen Turm besteigt, weil sie Höhenangst hat, in keinem See badet, weil sie ertrinken könnte, und so fort. Ihre Kinder entwickeln zwangsläufig die Vorstellung, dass überall Tod und Verderben lauern, und schrecken vor allen Aktionen zurück, die ein kleines Wagnis ins Unbekannte verlangen würden. Das bremst ihre Entfaltung, und es braucht später, wenn sie älter sind, viel

Nachreifung und Selbstüberwindung, um aus dem Gestrüpp instinktiv übernommener, unnötiger Ängste freizukommen.

Eine meiner Patientinnen war eine solche überängstliche und überbehütende Mutter. Als ich ihr die Folgen für ihre Tochter beschrieb, erschrak sie und beschloss, ihre Ängste zu besiegen, um dem Mädchen die Chance zu einem Leben in Frohsinn zu gewähren. An jedem Morgen nach dem Aufstehen sagte sie sich vor: „Heute eine kleine Mutprobe für meinen Liebling. Ein Sternchen in meinen Kalender!" Dann wartete sie auf das erste Anklopfen ihrer Angst. Nahm zum Beispiel das Mädchen den Kakaotopf in die Hand, um sich beim Frühstück nachzugießen, begann das Herz der Mutter zu klopfen. „Sie wird sich die Finger verbrühen", säuselte ihre Angst. Doch die Mutter zwang sich, sitzen zu bleiben. „Es wird schon gut gehen, nur Mut, nur Mut!", entgegnete sie innerlich ihrer Angst – und es ging gut. Wollte das Mädchen am Nachmittag Rad fahren, fiel wiederum die Panik über die Mutter her, aber sie zwang sich, dem Wunsch des Kindes zuzustimmen. „Es wird schon gut gehen, nur Mut, nur Mut!" Die Kleine jauchzte und sauste davon. Nach ihrer heilen Rückkehr nahm die noch etwas bleiche und zitternde Mutter ihren Notizkalender zur Hand und trug für diesen Tag zwei Sternchen ein: sie hatte sogar zweimal ihre Angst besiegt! So füllte sich ihr Kalender mit Siegessymbolen, und das Leben ihres Kindes mit bestandenen Abenteuern, die es an Selbstsicherheit und Geschicklichkeit gewinnen ließen. Obwohl nicht ausblieb, dass gelegentlich ein Malheur passierte, wovon kein Entwicklungsprozess verschont bleibt, hielt das Motto: „Nur Mut, nur Mut!“ selbst diesen Situationen stand. Einmal schnitt sich die Kleine beim Obstschälen in den Daumen. Einmal verirrte sie sich nach einer Kinderparty in der Dunkelheit und wurde von Passanten aufgegriffen. Aus all dem lernte sie etwas für ihre Zukunft, und die Mutter lernte, dass auch Malheurs nicht gleich den Weltuntergang bedeuten. Mutter und Kind sind „sternenbegleitet“ ins Urvertrauen hineingewachsen.

Das Beste, was Eltern ihren Kindern mitgeben können, ist die Botschaft: „Du bist eine wertvolle Person! Und zwar bedingungslos. Ob du aus der Schule gute oder schlechte Noten heimbringst, ob du Erfolg hast oder versagst, ob du gesund bist oder krank, hübsch bist oder weniger hübsch …“ Diese Botschaft vermittelt man nicht hauptsächlich durch Worte, sondern durch das elterliche Verhalten. Dadurch, dass man sich Zeit nimmt für die Kinder. Dass man mit ihnen geduldig und liebevoll spricht. Dass man für sie da ist, wenn sie einen brauchen, und sie nicht gängelt, wenn sie einen nicht brauchen. Es ist stets das Selbst-nach-einer-Überzeugung-Leben, das überzeugt! Kinder, die eine solch „überzeugende“ Botschaft erhalten, werden immer wieder von sich aus den Kontakt mit ihren Eltern dem Kontakt mit dem Bildschirm vorziehen und folglich weniger verführbar und anfällig sein für die Abstrusitäten virtueller Welten. Können Eltern ihnen noch dazu die Anschlussbotschaft vermitteln: „Du bist eine wertvolle Person ... *Und jedes Du ist eine wertvolle Person!*", dann werden ihre Kinder Respekt vor ihren Mitmenschen haben und selbst dann, wenn sie sich sehr ärgern, eher davor zurückschrecken, jemanden böse zu attackieren. Dafür müssen die Eltern jedoch ihre eigenen Konflikte auf friedliche Weise beilegen und auf gegenseitige Kränkungen und Abwertungen grundsätzlich verzichten, ansonsten enthüllt sich schon den Kleinsten diese Anschlussbotschaft als ein Lügengespinst.

Kinder haben ein feines Sensorium. Sie erfühlen weitaus mehr, als sie kognitiv begreifen. Sie wissen genau, wann sie gestressten und zappeligen Eltern „im Wege sind" und zu deren Entlastung vor dem Fernseher deponiert werden. Sie wissen, wann überlastete Eltern ungefiltert ihren Frust an ihnen auslassen. Sie wissen, wann sie mit Geschenken statt mit Liebe abgefüttert werden. Man täusche sich nicht! In die Kinderseele schreibt sich allerlei hinein, was eigentlich ins Tagebuch ihrer Mütter und Väter gehört. Und man radiert es nicht mehr heraus. Deswegen ist die Erziehung unseres Nachwuchses eine anspruchsvolle, facettenreiche Aufgabe, voller beglückender Momente und voller – Verantwortung.

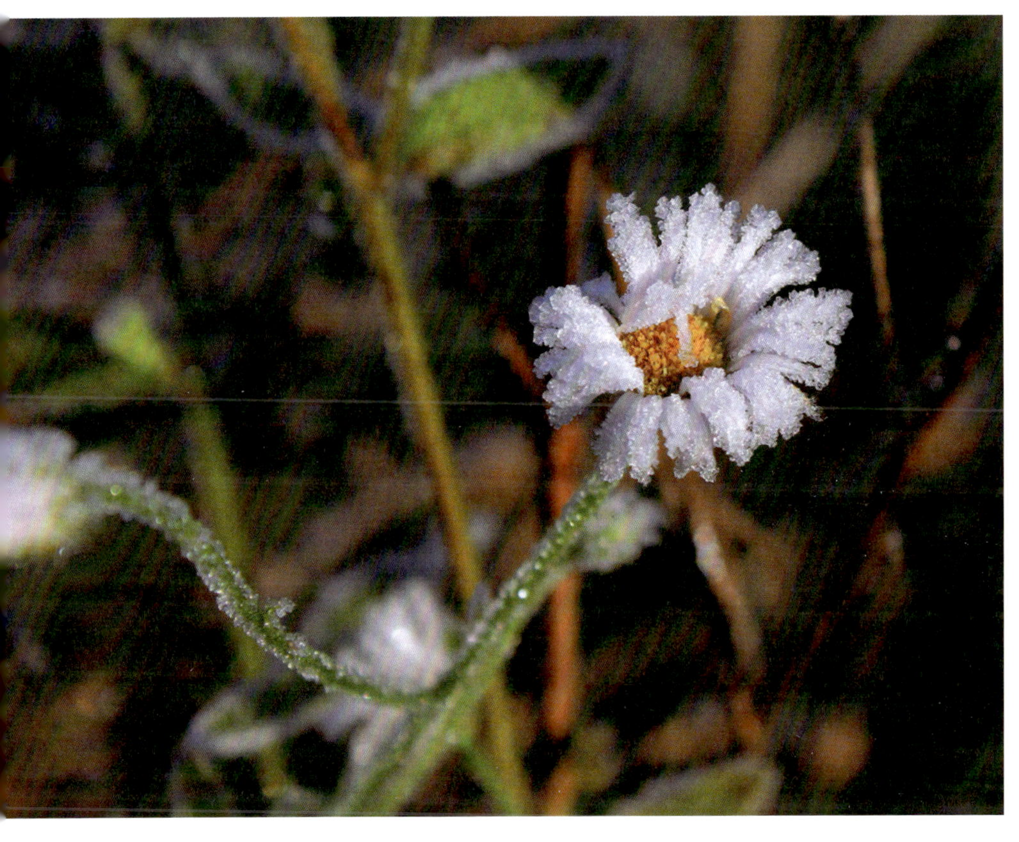

Schöpfungskraft: Stark im Kleinen ...

(Prager Lanzett-Aster im Raureifkranz, Tschechien)

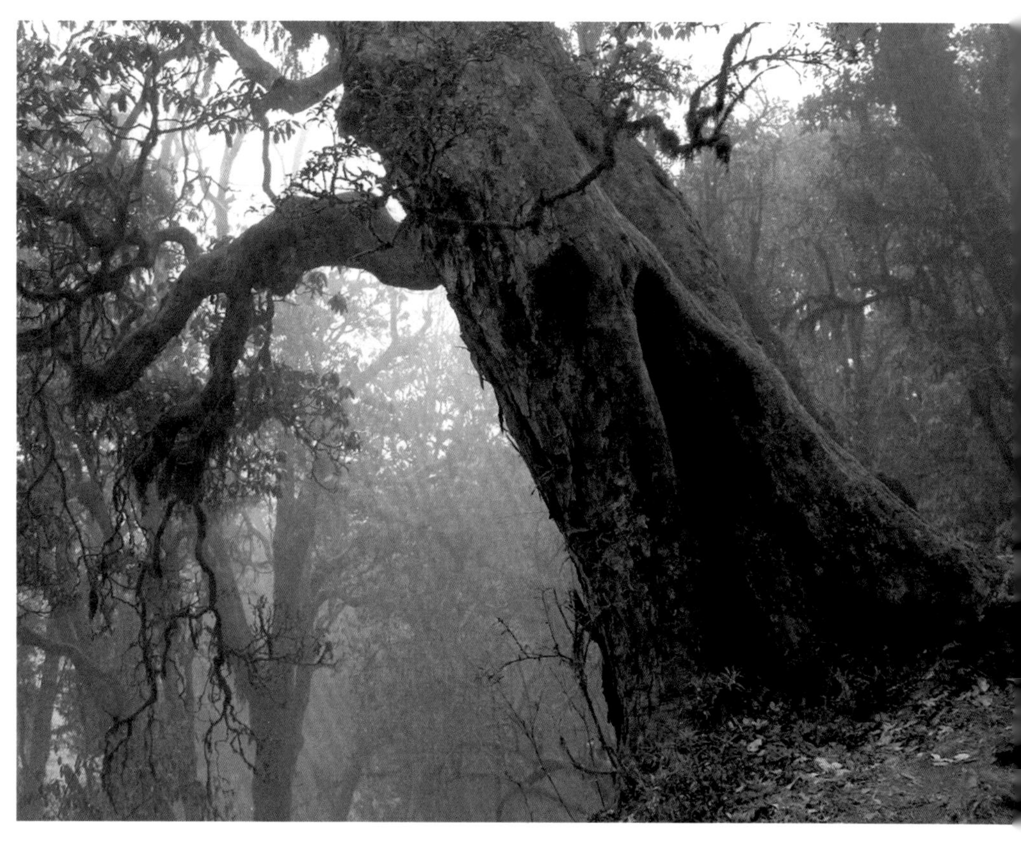

... wie im Großen.

(Winterliche Wildnis in tieferen Regionen des Himalaya, Nepal)

Keine Erschöpfung in der Arbeit!

In den Kriegs- und Nachkriegsjahren gab es keine Massendepressionen und schon gar nicht den Besuch beim Psychiater, obwohl das Leid, verglichen mit unserer Wohlstandszeit, ungleich größer war. Doch der Fokus auf das tägliche Überleben, auf den Wiederaufbau von Städten und Infrastrukturen hielt die Menschen in Atem. Sie waren wenig mit sich selbst beschäftigt, und in gewisser Hinsicht war das gar nicht schlecht. Konsumzwang, soziale Isolation oder Sinnleere kannten sie nicht. Notzeiten schweißen die Menschen zusammen, und die Rückeroberung von Werten stärkt das Durchhaltevermögen ungemein. Die heimgekehrten Soldaten, die „Trümmerfrauen", die hart in die Pflicht genommenen Großeltern und selbst die heranwachsende Kriegskindergeneration ..., sie alle wussten, wofür sie sich plagten. Und sie plagten sich ohne Murren und mit leuchtenden Zielen am fernen Horizont ihrer Träume.

Warum ist das heute alles so anders? Das Murren so groß und das Leuchten so winzig?

■ ■ ■

Elisabeth Lukas: Jede Zeit hat ihre Nöte. Pestzeiten, Kriegszeiten, Hungerzeiten waren schlimm genug, aber auch unsere gegenwärtige Epoche hat ihre Nöte.

Trotzdem sollten wir darüber nicht vergessen, welche fantastischen Errungenschaften unsere Epoche zu bieten hat. Dürfen wir uns doch über eine durchschnittlich viel längere Lebensspanne freuen als unsere Ahnen. Dazu noch über medizinische Methoden, über die unsere Vorfahren sehr erstaunt gewesen wären. Was hätte etwa Ludwig van Beethoven dafür gegeben, einfach ein Hörgerät hinter seine Ohren klemmen zu können und seine „Ode an die Freude" live im Orchestersaal zu erleben, und nicht bloß in den ätherischen Gefilden seines Genies! Was hätten erblindete Personen anno dazumal gegeben für eine der heute üblichen Staroperationen?

Denken wir auch an die sagenhafte Mobilität in unserer Epoche. An die Stelle von Jules Vernes Utopie „In 80 Tagen um die Welt" ist heute der Traum von Marsflügen gerückt. Wer sich auf Erden umschauen will, kann bequem Reisen von der Arktis über die Sahara bis zur Antarktis buchen; das hätte selbst Marco Polo aus den Schuhen gehoben!

Wer sich eher in Wissenschaftsgebieten oder im Reich der Kunst umschauen will, findet erschwingliche Bildungsangebote für alle Altersstufen vor, sei er Schüler oder Rentner. Nein, man verteufle sie nicht, unsere Epoche! Würde uns eine Zeitmaschine ins Mittelalter zurückbefördern, würde uns dies wahrscheinlich überhaupt nicht behagen. Also bleiben wir zufrieden und dankbar im Jetzt.

Eine Not kristallisiert sich allerdings in den letzten Dekaden stetig heraus. Die Ressourcen auf unserem begrenzten Planeten mit kontinuierlich ansteigender Population werden knapper. Wenn uns auch Energiekrise, Wirtschaftskrise, Klimakrise etc. bislang nur gestreift haben, mehren sich doch die Anzeichen für Engpass-Szenarien, die in nicht allzu weiter Ferne Realität werden könnten. Wir Europäer spüren es am deutlichsten im Hinblick auf Entwicklungen des Arbeitsmarkts. Ältere Arbeitsuchende finden nur schwer eine Stelle, junge Schulabgänger brauchen reichlich Glück und Flexibilität, um etwas Passendes zu ergattern, und die breite Mittelschicht arbeitet oft bis zur Erschöpfung, um ihre Positionen zu halten. Erschöpfung aber trägt nicht zur Volksgesundheit bei. Erschöpfung programmiert Beziehungskräche in den Familien vor. Erschöpfte Menschen sind keine Vorbilder für ihre Kinder. Erschöpfte Menschen machen rundum Fehler.

Ich möchte deshalb all jenen, die sich am Rande der Erschöpfung fühlen, ein paar Hinweise zukommen lassen, wie sie sich regenerieren und gegen Rückfälle in Erschöpfungszustände immunisieren können.

Punkt 1: Agieren statt Reagieren

Der Mensch ist nicht Opfer, sondern Mitgestalter seiner Umstände (Frankl). Demgemäß ist es wichtig, das Handlungsprinzip bei sich zu behalten, das heißt, nicht bloß darauf zu *reagieren*, was von außen auf einen einstürmt, sondern von sich aus zu *agieren*.

a. Arbeit ist ein schöpferischer Prozess, den man formen kann wie ein Bildhauer, der sein Material formt. Wenn die Arbeit einen auslaugt, ist zu überlegen, ob sie nicht verbessert, verschönert, erleichtert werden kann. Vielleicht durch Umstrukturierungen, durch Straffungen, durch das Delegieren von Teilelementen, durch konsequentes Vorziehen und Weg-Erledigen unangenehmer Arbeiten, durch das rigorose Abstellen ständiger Erreichbarkeit und Ähnliches. Niemand hindert uns, Varianten auszuprobieren und Neuerungen vorzunehmen. Gerade Letzteres, das Problem der ständigen Erreichbarkeit, ist keine Seuche ohne Gegenmittel. Alle elektronischen Geräte haben Knöpfe bzw. Tasten zum Ausschalten. Was vor jedem Konzert gesagt wird, kann man sich in Abständen auch selber sagen: „Handys aus!" Gegenwärtig ist so viel die Rede vom Datenschutz, wo aber bleibt der Schutz der Privatsphäre? Gewiss: Wer nicht immer erreichbar ist, versäumt vielleicht etwas. Nun, soll es sein! Der Gewinn an unbehelligten Phasen wiegt es auf.

b. Auch die Kontakte mit den Mitmenschen am Arbeitsplatz sollten eine persönliche Note erhalten. Eine offene, ehrliche Gesprächskultur mit Vorgesetzten, Kollegen und Untergebenen hilft enorm, Klarheit zu schaffen und Missverständnisse zu vermeiden. Dass sich das „Wie-du-mir-so-ich-dir-Prinzip" nicht bewährt, wurde bereits erläutert. Dass wir keine „Tiger im Zirkus" sind, wissen wir auch schon. Wenn wir uns ärgern, prüfen wir erst, ob wir den Ärger vor dem „Richtigen" zur Sprache bringen wollen – und zwar in *unserer* Sprache, nicht in seiner. Prüfen wir, ob *unsere* Sprache wertschätzend ist und bleibt. Sollte sich irgendwo im Hinterhalt unseres Arbeitsplatzes eine Leidkette auf uns zubewegen, hacken wir ihr damit nicht selten den Kopf ab, und es besteht die Möglichkeit, dass eine kooperative Gemeinschaft es uns lohnen wird.

Punkt 2: Regelmässig in die Stille gehen

Das alles braucht sinnvolle, gut überlegte Entscheidungen, und die kann man nicht im akuten Frust- oder Konfliktfall treffen. Daher ist es unumgänglich notwendig, in Erholungszeiten regelmäßig in die Stille zu gehen. Auf die Gefahr hin, mich zu wiederholen, möchte ich an dieser Stelle nochmals die Bedeutung der Besinnung und Meditation akzentuieren. Auch der gescheiteste Mensch kann komplexe Situationen nicht überblicken, umsetzbare Visionen nicht entwerfen, produktive Nächstschritte nicht planen, ohne seine „innerste Stimme" zu konsultieren, die ihm „wahrsagt", was es zu tun und zu unterlassen gilt; die ihm seine ureigene „Wahrheit" sagt wie niemand sonst. Das Gewissen, wie man diese „innerste Stimme" altsprachlich auch nennen könnte, ist der gewisseste Maßstab, den wir besitzen. Logik und Verstand können sich verheddern, die Brillanz teurer Ausbildungen kann im Sturm unvorhergesehener Ereignisse verglimmen ..., einzig unsere „innerste Stimme" weist beharrlich auf Wege und Auswege hin, die ohne Verlust an Selbstachtung und Menschenwürde begehbar sind. Man muss sie nur vernehmen, und dazu bedarf es der Stille. Zwischen Handygeklingel, Popmusik, Straßenlärm und „small talk" versteckt sie sich ...

Punkt 3: Gern und in Ruhe Arbeiten

Eine Arbeit macht man gut, wenn man sie *gern* und *in Ruhe* macht. Demzufolge ist alles, was uns vom „Gern-Machen" und „Ruhig-Machen" wegzieht, zu eliminieren.

a. Zum „Gern-Machen": Eine Arbeit macht man gern, wenn sie einen weder über- noch unterfordert. Der amerikanische Glücksforscher Mihaly Csikszentmihalyi wurde diesbezüglich mit seiner „Flow-Theorie" berühmt. Er konnte an mehr als 100 000 Versuchspersonen zeigen, dass ihnen ihre jeweilige Tätigkeit vergnüglich von der Hand „fließt" (*flows*), solange die Personen sich dabei weder hilflos und vom Versagen bedroht fühlen, noch dabei langweilen, weil die Tätigkeit zu monoton bzw. zu leicht für sie ist.

Demzufolge sollte jedermann ein Gespür für sein rechtes Gefordertsein entwickeln. Bei zu viel Stress sind Ansprüche zurückzufahren, und zwar die Ansprüche an sich selbst. Dann ist es höchste Zeit, bescheidener zu werden, die Überforderung mutig einzugestehen und sich helfen zu lassen. Bei zu viel Langeweile wiederum ist es an der Zeit, zusätzliche kleine Aufgaben zu übernehmen, den Verantwortungsbereich zu vergrößern, ggf. anderen zu helfen oder ein Hobby auszubauen. Jeder hat selbst dafür zu sorgen, im „Flowkanal" (Csikszentmihalyi) und an dessen Grenzen zu bleiben.

Natürlich ist es trotzdem nicht so, dass man ausnahmslos jede Arbeit gern macht. Aber es gibt positive Ziele, denen die Arbeit gilt. Zum Beispiel schaffen Putzarbeiten schöne, saubere Räume. Schneeschaufeln und Sandstreuen schaffen auch für alte Leute gut begehbare Wege im Winter. Das antike Wort „Quem servas?" (Wem dienst du?) kann ein Paradigma sein, über das sich doch noch in die Nähe des Gern-Machens gelangen lässt. Wer das Wofür seiner Arbeit im Bewusstsein behält, ist gegen Unlust gefeit.

b. Zum „Ruhig-Machen“: In unserer heutigen Lebensstruktur ist es unabdingbar notwendig, sich nicht unter Druck setzen zu lassen, auch nicht von Terminen oder vom eigenen Ehrgeiz. Unter Druck sinken die Moral und die Arbeitsqualität! Man verzichte lieber auf die Befriedigung des Wunsches, tüchtig und perfekt in Glanz und Gloria dazustehen. Manches geht eben nicht, geht nicht so schnell wie erhofft. Insbesondere in helfenden, aber auch in kaufmännischen Berufen ist der äußere Druck massiv. Doch ist niemand aufgerufen, „dic ganze Welt“ zu retten oder zu bedienen. Also bearbeite man eine Angelegenheit nach der anderen, immer konzentriert auf die eine, die gerade dran ist, und unbedrängt von denjenigen Angelegenheiten, die warten mögen. Es genügt, den „Sinn des Augenblicks“ zu erfüllen – jedes „mehr“ ist sinnwidrig und erzeugt Unheil statt Heil.

Es ist ferner unabdingbar notwendig, sich keine Angst einjagen zu lassen und keine Schuldgefühle aufoktroyieren zu lassen. Man könnte in Ungnade fallen? Die Konkurrenz könnte aufholen? Man könnte an rückläufigen Umsätzen schuld sein? Na wenn schon! Immer kann Verschiedenes passieren, doch soll die Angst nicht der Motor unseres Handelns sein. Die Liebe soll der Motor unseres Handelns sein! Die Liebe zu einer gut geleisteten Arbeit und zu einem gesunden Betriebsklima … und dafür ist Seelenfrieden unerlässlich. Im Übrigen haben ängstliche Personen schlechtere Aussichten als nicht-ängstliche, weil ihnen vor lauter

Nervosität mehr Fehler unterlaufen. Also: Ruhe bewahren und: Komme, was wolle.

Punkt 4: Eine gute Zeiteinteilung und Prioritätensetzung

Zu den besten Vorbeugungen gegen Burnout-Syndrome zählen eine gute Zeiteinteilung und die Fähigkeit, Prioritäten zu setzen.

a. O die Glücklichen, die ihre Zeit klug einteilen können! Sie geraten schon deshalb nicht unter Termindruck, weil sie sich nicht haufenweise Termine aufhalsen. Die ideale Zeiteinteilung sieht nämlich *freie Zeitlücken* vor, in denen *nichts* geplant ist. Dadurch können Termine, die sich unerwartet in die Länge ziehen, aufgefangen werden. Und natürlich sind Erholungspausen noch drin. Herrlich, nicht wahr? Es ist wie mit der Wohnung, in der jene Glücklichen stets ein paar Fächer und Schubladen leer lassen. Sie können sich von Herzen an gelegentlichen Neuanschaffungen erfreuen. Nur die Törichten stopfen sich jeden Schrank und jede Lade vom Speicher bis zum Keller voll und ersticken fast in ihrem „Luxusmüll". Entschleunigung und Entrümpelung gehören zusammen und sind Überlebensstrategien für die modernen Wohlstandsbürger, die sich unglaublich abhetzen, um Besitztümern nachzujagen, die sie aufgrund ihrer Hetzjagd kaum verwenden. Da stapeln sich in den Haushalten Bücher, die keiner liest, CDs, die keiner anhört, Kleider, die keiner mehr trägt, Sportartikel, für die keiner Zeit hat, Porzellan- und Nippsachen, die keiner anschaut, Fotos, die längst nicht mehr interessieren ... Eine verrückte Welt angesichts der schlimmen Armut in anderen Kontinenten!

b. Glücklich auch, wer Prioritäten setzen kann, und überhaupt: wer weiß, was er will. Unser heutiges Leben ist auch deshalb so kompliziert geworden, weil sich ein riesiger Fächer an Möglichkeiten vor uns geöffnet hat. In jedem Geschäft gibt es eine enorme Auswahl, im Internet, im Freizeitbereich, im Bereich der Kontakte, der Politik, des Glaubens usw. Aber Wählen setzt Entscheidungsstärke voraus, und daran mangelt es allerorts. Entscheidungsstark sind einzig Menschen mit einer *sicheren inneren Wertorientierung* und der *Bereitschaft zu verzichten*. Das beginnt bereits im Kindesalter. Nehmen wir an, Fred habe die Wahl, an einem Samstagnachmittag ein Fußballspiel im Fernsehen anzuschauen, für ein Kinderkonzert Flöte zu üben, seine kleine Schwester im Kinderwagen auszuführen oder Flugzeugmodelle aus einer Zeitschrift auszuschneiden. Wie gelangt er zu einer befriedigenden Entscheidung? Ohne Wertsystem gar nicht. Dann hüpft er von diesem zu jenem und bringt nichts auf die Reihe. Hat jedoch die Familie einen hohen Wert für ihn, wird er sich um die Schwester kümmern. Hat die Musik einen hohen Wert für ihn, wird er die Flöte hervorholen. Hat die Technik einen hohen Wert für ihn, wird er sich den Flugzeugmodellen zuwenden. So weit, so gut. Wird er aber damit an besagtem Nachmittag (der ja nie mehr wiederkehrt) zufrieden sein? Nur, wenn er auf das Abgewählte verzichten kann. Wenn er beim Kinderwagenspaziergang nicht sehnsüchtig ans Fußballspiel im Fernsehen denkt und beim Flöteüben nicht den Flugzeugmodellen nachtrauert. Wir sehen: Entscheidungsstärke ist auf Wertorientierung und auf Verzichtfähigkeit angewiesen. Zu Letzterem könnte man einwenden, dass sich das jeweils Abgewählte ja schließlich an anderen Nachmittagen nachholen lässt. Nun, vielleicht. Vielleicht auch nicht. Dessen kann nicht einmal das Kind Fred gewiss sein, denn das Schicksal erlaubt uns nicht, in seine Karten zu gucken. Das jeweils Abgewählte müssen wir wohl oder übel im Risikobereich belassen.

Wer somit lernen will, Prioritäten zu setzen, muss sich sein Wertsystem verdeutlichen und sich im Loslassen einüben. Das Wertvolle hat Vorrang: Was ist *jetzt* wertvoll? Das Übrige wird vorläufig abgewählt: Was ist *jetzt* entbehrlich? Klare Antworten – klare Entscheidungen.

Es stimmt, dass unser Leben an einem Faden hängt und „vorläufig abgewählt“ „für immer“ sein kann. Genauso stimmt aber auch, dass alles einmal Entschiedene und Verwirklichte in unsere Lebensgeschichte eingeht, und dies ebenfalls „für immer“. Die gesetzten Prioritäten zeugen von uns.

Punkt 5: Die Seele „entrümpeln“

Beim Thema „Entrümpelung“ sollte die seelische Entrümpelung nicht vergessen werden. Sorgen wir für Licht und Luft im Terminkalender, in der Wohnung und in der Seele! Was sich in der Seele über die Jahre so ansammelt? Leider viel Groll und Nachtragerei! Der bekannte Psychologe Reinhard Tausch hat die Reinigungskraft der Vergebung anhand von umfangreichen wissenschaftlichen Studien bestätigt. Sein Fazit: „Wenn ein Mensch einem anderen verzeiht, hilft es ihm selbst enorm, denn er legt eine Bürde ab, die er sonst mit sich herumschleppt.“

Vergeben fällt leichter, wenn man bedenkt, wie viel Positives man von seinen Eltern, Mitmenschen oder Freunden empfangen hat. Da darf doch auch der eine oder andere Schatten über uns hinweggeglitten sein. Zumal man ehrlicherweise zugeben muss, dass man selbst nicht immer „lieb“ zu jedermann gewesen ist. Sollten wir allerdings Opfer eines ernsten Delikts geworden sein, fällt es uns wahrscheinlich äußerst schwer, dem Schuldigen zu vergeben. Dennoch ist innere Distanz zu diesem anzuraten. Die Schuld möge auf den Schultern *des Verursachers* liegen bleiben – und sich nicht auf *unsere* Schultern ausdehnen, indem wir sie ihm gebeugt und buckelig ein Leben lang nachtragen. Er verdient es nicht, dass wir auf seinen Spuren hinter ihm her kriechen, ständig die Erinnerung an ihn aufwärmend und uns erneut über ihn aufregend. „Erwarten Sie kein Wort des Hasses von mir“, hat Viktor E. Frankl bei einer Gedenkrede über den Holocaust gesagt. Er wollte seine Seele nicht mit Hass besudeln – und er war einer der wenigen Überlebenden von Auschwitz, die nach dem Erlittenen wieder „auferstehen“ konnten.

Punkt 6: Keine Vergleiche mit anderen

Seltsamerweise geht der Groll gegen andere, der „entrümpelt“ gehört, nicht immer auf ein Böses zurück, das die anderen uns angetan haben. Groll entsteht auch durch Vergleiche, bei denen man schlecht abschneidet. Die anderen sind hübscher, reicher, leistungsfähiger, beliebter als man selbst. Sie werden bevorzugt, umschwärmt … und man selbst fristet das Dasein eines „Mauerblümchens“. Neid, Missgunst, Selbstmitleid zerfressen den Seelenfrieden.

Das ist nicht nur unsinnige Selbstquälerei und unfaire Aversion gegen andere, sondern auch eine falsche Einschätzung der Sachlage. Jeder Mensch hat unterschiedliche Talente, Gaben, Ressourcen und Schwächen. Worauf es ankommt, ist nicht, was er hat, sondern was er *daraus macht*. Man kann aus viel wenig machen und aus wenig viel. Dementsprechend sind viele Talente und Vorzüge keine Garantie für gelingendes Leben, wie sich an den Geschicken mancher gefeierter Stars ablesen lässt. Umgekehrt haben die „Mauerblümchen" dieser Welt exzellente Chancen, im Verborgenen aufzublühen. Das Hinschielen auf die Gaben der anderen lenkt nur vom Verwenden der eigenen Gaben ab und reduziert das „Etwas-daraus-Machen", was schade ist.

Statt Neid empfehle ich deswegen die *Mitfreude* am Glück der anderen. Sie ist genauso schön wie die Vorfreude, die angeblich die größte ist, und putzt den unnötigen Groll rasch hinweg. Wer sich mit anderen mitfreuen kann, gewinnt als „Draufgabe" Zufriedenheit mit den eigenen Gaben und Geschenken des Lebens, die bei sorgfältiger Betrachtung auch nicht zu verachten sind. Nebenbei bemerkt: Warum vergleichen wir uns nicht mit den Ärmsten und Schwächsten nah und fern? Immer existieren welche, denen es wesentlich schlechter geht als uns, die wesentlich weniger haben als wir. Doch an sie denken wir selten.

Lernen wir daraus, dass wir uns sämtlicher Vergleiche enthalten sollen. Was andere betrifft, mögen Mitfreude oder Mitleid ihren passenden Platz finden, doch was uns selbst betrifft, haben wir genug damit zu tun, derjenige zu werden, der wir dank der Zutaten unseres Lebens bestenfalls werden können. Oder in den Worten Fjodor M. Dostojewskijs: zu werden, „wie Gott uns gemeint hat".

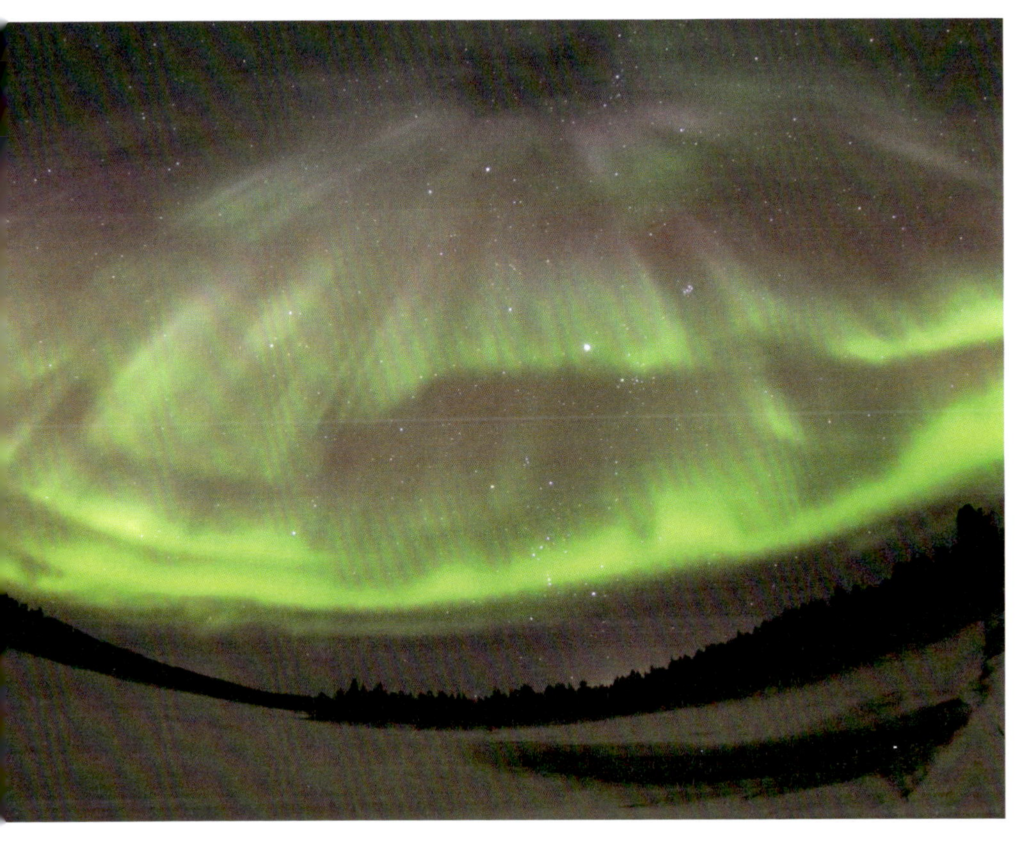

Leben im Glauben, dass wir von guten Mächten umgeben sind.

(Korona der Aurora Borealis bei Jukkasjärvi, Lappland)

Punkt 7: Keine Erwartungen an andere

An den Tipp „Keine Vergleiche mit anderen“ schließt sich der Tipp „Keine Erwartungen an andere“ nahtlos an. Wie die Vergleiche oft Neid produzieren, so produzieren die Erwartungen oft Enttäuschungen.

Es war bereits mehrmals die Rede davon, dass wir uns von Lob und Anerkennung nicht abhängig machen und uns auch keine Überempfindlichkeit bei empfangener Kritik leisten sollten. Der Einzige, von dem wir allerhand erwarten sollen und dürfen, sind wir selbst. Den Rest der Menschheit nehmen wir einfach, wie er ist – damit ersparen wir uns viel Ärger, der sich auf unser Gemüt schlagen würde.

Erwarten wir nichts vom Ehepartner, vom Chef, vom Nachbarn, vom „reichen Onkel aus Amerika“ … Niemand muss uns etwas vererben. Niemand muss uns zu seiner lustigen Party einladen. Niemand muss uns mit Streicheleinheiten belohnen. Je weniger wir uns vor anderen fürchten oder von anderen erwarten, desto freier sind wir. Je tiefer wir die Messlatte an die anderen anlegen, desto überraschter und froher sind wir, wenn uns dennoch positive Signale von ihnen erreichen. Die Überraschung bei unerwartet eintretenden „Liebesbeweisen“ ist viel schöner als die Enttäuschung bei erwarteten, die ausbleiben! Es ist eine Illusion, zu glauben, jemand schulde uns etwas. Nicht einmal das Leben an sich schuldet uns etwas: weder Gesundheit noch

Wohlergehen, noch Altwerden. *Geschenk* ist alles. Und *Lehen*, das zurückerstattet werden muss. Bleiben wir uns deswegen des Geschenkcharakters unseres Daseins bewusst und lassen wir uns in vereinzelten überraschenden Momenten von unseren Mitmenschen beschenken – zur Freude aller.

Punkt 8: Guter Umgang mit dem eigenen Körper

Der achtsame und respektvolle Umgang mit der Schöpfung schließt den Umgang mit dem eigenen Organismus mit ein. Das Bibelwort: „Was du dem Geringsten meiner Schwestern und Brüder getan hast …" kann man auch auf den Körper beziehen, der von unzähligen Menschen heutzutage als „geringwertig" eingestuft wird. Wie ließe sich sonst erklären, welch ungeheurer Raubbau an ihm getrieben wird?

Nach einem hastigen Frühstück wird er mit Tempo zur Arbeitsstätte bewegt. Geschwindigkeitsmessungen anhand von Überwachungskameras auf einem New Yorker Platz aus dem Jahr 1983 und aus dem Jahr 2013 ergaben, dass sich das Tempo der Fußgänger in den letzten 30 Jahren um ein Drittel erhöht hat. An der Arbeitsstätte angekommen, wird bei zahlreichen Berufen gesessen. Stundenlang gesessen. Dazwischen wird der Körper mit Fast Food und Nikotin gefüttert; und wieder wird gesessen. Abends wird vor Computer, Bildschirm und Bier- bzw. Weinflasche weiter gesessen. Nach dem letzten Horrorfilm wird samt allen Problemen zu

Bett gegangen, wo sich der Horror im Traum fortsetzt (den Damen in meiner Praxis habe ich manchmal schmunzelnd gesagt: „Zwei Dinge haben in Ihrem Bett nichts zu suchen, nämlich 1. fremde Männer und 2. eigene Probleme!").

Abwechslung bietet am Wochenende ein Gang durch den „Shopping Himmel" (ein riesiges Einkaufszentrum im Süden Wiens nennt sich tatsächlich so!), der das Geld, das man während der Woche erwirtschaftet hat, wieder aus der Tasche zieht, oder ein ausgiebiger Krach mit den Angehörigen, der den Adrenalinspiegel in die Höhe jagt. Und wenn der Körper endlich wehtut, wird geflucht ... Bei den nicht sitzenden Berufen wird der Körper auf andere Weise gepeinigt, aber eine ihm gemäßere Behandlung ist kaum in Sicht.

Nun kann man die Arbeitsbedingungen oft wenig beeinflussen, aber rund um sie herum kann man sehr wohl bestimmen, wie behutsam oder grausam man mit seinem Organismus verfährt, und dieses Rundherum ist dank der in den letzten hundert Jahren enorm gesunkenen Arbeitswochenstunden doch ziemlich lang.

Es scheint mir müßig, die vorrangigen Aspekte gesunden Lebens hier zum x-ten Male aufzuzählen, weil sie in sämtlichen Broschüren und Ratgebern der Heilpraktikerbranche nachzulesen sind. Es hapert nicht am Wissen, dass wir eine vernünftige maßvolle Ernährung, eine ebenso vernünftige sportliche Betätigung und ganz und gar vernünftige Schlafgewohnheiten brauchen. Es hapert am Willen zur Umsetzung, weil das Wunderwerk unseres Organismus nicht hoch genug geschätzt wird. Dabei ermöglicht er uns unser gesamtes Wirken als „Mitschöpfer" dieser Erde. Anscheinend aber muss die Entwicklung noch ein Stück voranschreiten, bis die solcherart begnadeten Wesen, die zur „Mitschöpfung" eingeladen sind, sich ihres Auftrags und ihrer Einladung würdig erweisen.

Punkt 9: Selbstüberschreitung in der Hingabe an eine Aufgabe

Vorläufig sehen wir statt achtungsvoller „Mitschöpfung" eher sinnlose Erschöpfung weit und breit, und da Erschöpfung zu Krankheit und Fehlverhalten führt, gibt es auch Anlass zur Besorgnis weit und breit. Steigen wir aus dem Schlamassel aus! Steigen wir ein in ein bescheidenes Leben in Frieden und Zufriedenheit! Gönnen wir uns ab sofort regelmäßige Spaziergänge, fernsehfreie Mußestunden, Obstteller als Abendessen, Einschränkungen des Konsums, von Problemen gesäuberte Schlafzonen, Plaudereien bei Kerzenlicht, stressentlastete Heimaturlaube. Gönnen wir uns nach jeder harten Arbeit eine organismische Restitution mit aufatmendem Körper und entspannter Seele! Wir werden staunen, wie leicht wir uns wieder in die kreativen „Mitschöpfer" zurückverwandeln, die wir eigentlich sind. Der Mensch ist ein Tier und zugleich unendlich viel mehr als ein Tier. Er trägt einen geistigen Personenkern in sich, der ihn dazu anhält, sich in *Selbstüberschreitung* der Außenwelt und ihren Werten zuzuwenden. Nur wenn der menschliche Organismus bedürftig ist, wendet sich die Aufmerksamkeit der Person ihm zu. Bauchweh, Zahnschmerzen, Ängste, Wutgefühle und dergleichen ziehen die Konzentration auf sich. Ist der Organismus hingegen in Ruhe, erhebt sich die Person auf geistigen Flügeln über sich selbst empor und befasst sich „selbstvergessen“ mit Inhalten ihres Interesses und ihrer Liebe.

Es ist nicht der Sinn unseres Daseins, ängstlich um uns zu bangen, uns vor jedem Misserfolg zu fürchten, wie eine Maschine vor uns hinzuwerkeln und solange erschöpft durch unsere Tage zu keuchen, bis wir im Ruhestand am einsamen Abstellgleis enden. Was unserem Dasein Sinn verleiht, ist die bewusste Hingabe an eine bejahte Aufgabe, sind Engagement, Begeisterung, Freude, sind Beziehungen zu Mitmenschen, für die wir uns frohgemut einsetzen, sind Begegnungen und Erlebnisse, die uns faszinieren. Es sind tausend Kleinigkeiten, in denen und mit denen wir das Leben feiern können. Wer diesen Lebenssinn in sich spürt, der sehnt sich nicht nach einer „Auszeit“, denn „aus“ ist das Leben früh genug. Es ist kurz und kostbar – viel zu schade zum Herumjammern! Es ist wert, bewusst gestaltet zu werden, und das bis ins hohe Alter hinein, am Arbeitsplatz, in der Freizeit, im Ruhestand … Fangen wir gleich damit an: jetzt.

Mit Humor wider die Angst

„Der Verstand, der Intellekt, der Trieb ist laut und drängend, die innere Stimme dagegen ist leise und empfehlend“, sagte einmal Marcus Schabesberger. Hier klingt ein Zwiespalt im Menschen an, der bereits in den großen Tragödien der Antike beschrieben worden ist. Das eine drängt den Menschen in eine bestimmte Richtung, und das andere warnt vielleicht davor oder mahnt just Umkehr an.

Nach Viktor E. Frankl ist es ein Zwiespalt zwischen zwei Dimensionen im Menschen: der psychischen und der geistigen Dimension. Die psychische Dimension repräsentiert unser animalisches Erbe, in Kurzform: Verstand und Gefühl. Die geistige Dimension hingegen repräsentiert das spezifisch Humane, also alles, was uns Menschen zu Menschen macht. Sie ist unser Tor zu Freiheit und Verantwortung, zu Sinn und Werten, zu Selbstdistanzierung und Selbstüberschreitung. Zu den letztgenannten spezifisch menschlichen Fähigkeiten zählt unter anderem der *Humor*. Um über etwas oder gar über sich selbst lachen zu können, muss man sich ein Stück darüber erheben, auch über sich selbst erheben. Man muss innerlich abrücken von einer Sache, ihr den

Stachel des Ernstes ziehen. Das kann nur der Mensch, weshalb kein Tier lacht.

Dieses menschliche Potenzial ist eine unserer besten „Waffen" gegen Widrigkeiten und Ängste aller Art, was man ebenfalls schon in der Antike wusste, indem man den Tragödien Komödien zur Seite stellte. Wie sich diese „Waffe" therapeutisch einsetzen lässt, skizziert Elisabeth Lukas.

▪ ▪ ▪

Elisabeth Lukas: Wir haben bereits in mehreren Zusammenhängen erfahren, dass die *individuelle Einstellung* des Menschen zu Gegebenheiten aller Art (in ihm und außerhalb von ihm) gravierende Konsequenzen für seine Lebensqualität hat. Interessant dabei ist, dass der Mensch seine Einstellungen frei wählen kann, sogar dann, wenn er jene Gegebenheiten, auf die er sich einstellt, mitnichten wählen kann.

Ein simples Beispiel aus meiner Familie möge solch „gravierende Konsequenzen" erläutern. Mein Sohn hat sich vor Jahren bei einem Unfall den rechten Ellbogen gebrochen. Nachdem Gips und Bandagen entfernt waren und die Bruchstelle wieder verheilt war, vermochte er diesen Ellbogen nicht mehr ganz auszustrecken. Das beeinträchtigte ihn nicht sonderlich, führte jedoch dazu, dass er die Einstellung entwickelte, sein rechter Arm sei lädiert, und er müsse des-

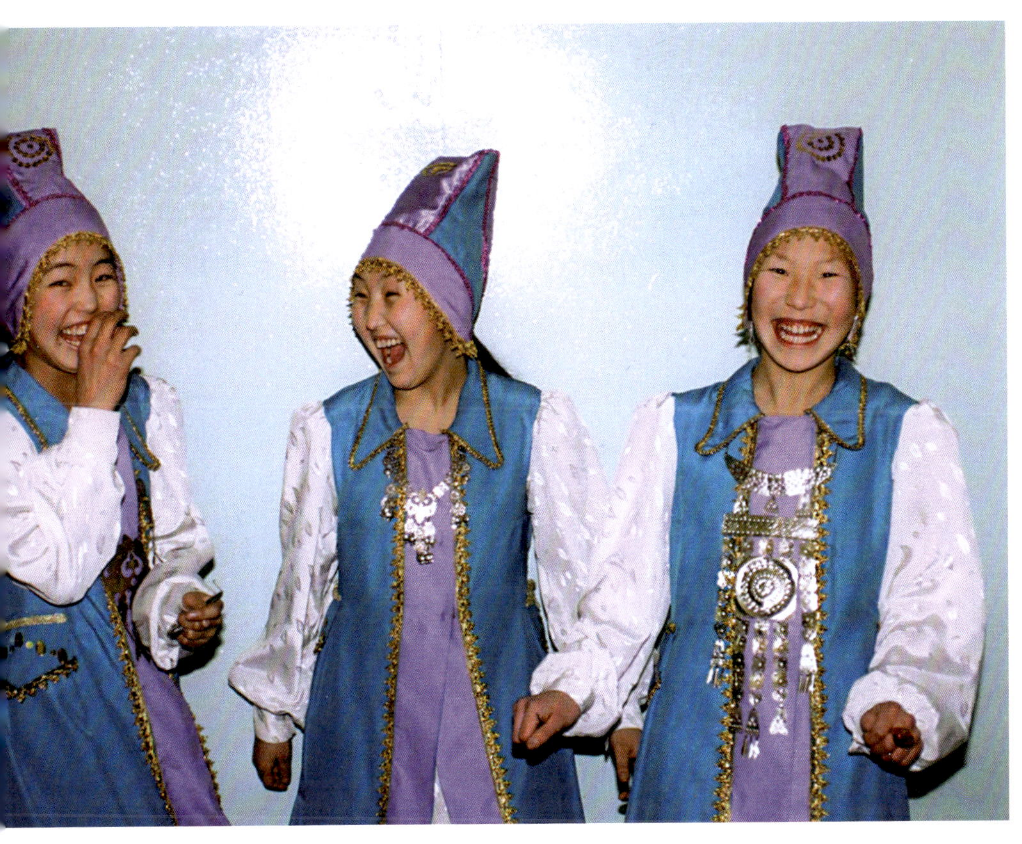

Lachen und Humor sind die größten Feinde der Angst.

(Jakutische Mädchen aus dem sibirischen Oimjakon, Russland)

halb schwere Lasten wie etwa Koffer künftig *links* tragen. Ein Jahr verging. Im Sommer darauf war er auf Wanderurlaub in einem Kurort und nahm dort einige Stunden Heilgymnastik in Anspruch. Sein Physiotherapeut erklärte ihm, dass die Muskeln des rechten Arms verkürzt und verkümmert seien und mein Sohn daher all sein schweres Gepäck *rechts* tragen solle, um die Muskeln zu dehnen und zu kräftigen. Von der Stunde an folgte mein Sohn diesem Rat, und bereits nach wenigen Monaten konnte er seinen rechten Arm wieder problemlos ausstrecken.

Das Beispiel ist insofern lehrreich, als es zeigt, dass man zum selben Sachverhalt völlig gegensätzliche Einstellungen wählen kann. Im obigen Fall konnte man meinen: Weil der Arm nicht mehr voll funktionsfähig war, müsse man ihn schonen; oder: Weil der Arm nicht mehr voll funktionsfähig war, müsse man ihn *trainieren.* Dieselbe Gegebenheit, aber unterschiedliche Meinungen – und höchst unterschiedliche Folgen: behinderter Arm oder gesundeter Arm.

Nehmen wir ein Beispiel aus der Arbeitswelt. Jemand hat die Einstellung: „Ich werde hier von den Kollegen nur ausgebeutet, ich bin der Dumme, das ‚Mädchen für alles', zu dem sie wegen jeder Kleinigkeit kommen …" Der Betreffende könnte genauso die Einstellung wählen: „Meine Kollegen kommen vertrauensvoll zu mir, weil sie wissen, dass ich immer eine Lösung für sie finde. Ich helfe, dass hier alles glatt läuft. Ohne mich ginge es drunter und drüber …"

Ich will damit nicht propagieren, sich ausnützen zu lassen, sondern nur exemplifizieren, wie unterschiedlich die individuellen Einstellungen zu identischen Sachverhalten sein können. Wobei es sich von selbst versteht, dass man je nachdem, welche Einstellung man entwickelt, besser oder schlechter lebt.

Kehren wir zum Thema „Angststörungen" zurück, das uns seit Beginn dieses Buches beschäftigt. Auch sie zwingen scheinbar in ein gewisses „Hamsterrad". Die gefährliche Erwartungsangst, es könnte etwas Schlimmes geschehen, lockt genügend Schlimmes an, und das angelockte Schlimme nährt die Erwartungsangst. Ein Student hat große Angst, er könnte bei einem Referat, das er halten muss, den Faden verlieren und ins Stocken geraten. Kaum steht er am Podium und fühlt die Augen des Professors und sämtlicher Seminarteilnehmer auf sich gerichtet, hat er vor lauter Angst ein Blackout und prompt alles Gelernte vergessen. Der Schock sitzt tief, die Blamage wirkt nach, und beim nächsten Referatstermin ist seine Erwartungsangst noch um einige Grade gewachsen. Jetzt rollt das „Hamsterrad" so richtig los. Der Student ist auf der Flucht. Er wird vor jedem Seminar krank, er umgeht die mündlichen Prüfungen mit feigen Tricks, er bricht sein Studium ab …; er rennt und rennt in lauter Sackgassen, die es ihm immer weniger ermöglichen, vor Menschengruppen zu sprechen, weil man einfach *nicht kann*, was man *nicht übt*.

Der Psychiater und Nervenarzt Viktor E. Frankl, der mit hunderten angstgestörten Patienten zu tun gehabt hat, kreierte eine „atemberaubende“ Methode, wie sie dem Angstzirkel entrinnen können, nämlich die Methode der „Paradoxen Intention“. Dabei werden die Patienten angewiesen, sich dasjenige, wovor sie sich so entsetzlich fürchten, umgekehrterweise zu wünschen. Das klingt verrückt, eben paradox. Es entspricht exakt der konträren Einstellung, wie sie mein Sohn in der Kur gelernt hat: Statt den Arm von Lasten zu befreien, den Arm zu belasten. Bei Erwartungsängsten: Statt vor dem erwarteten Schlimmen blindlings zu flüchten, es heroisch herbeizuwünschen und „seelenruhig“ in Kauf zu nehmen. Angst und Wunsch sind psychische Gegenspieler, wie Plus und Minus mathematische Gegenspieler oder Hitze und Kälte physikalische Gegenspieler sind. Gegenspieler, sogenannte Antagonisten, aber heben sich bei gleichzeitiger Aktivierung gegenseitig auf. Eine beliebige Zahl plus zwei minus zwei bleibt sich gleich. Eine Flüssigkeit, um fünf Grad erwärmt und dann um fünf Grad gekühlt, bleibt sich gleich. Ein Mensch, der sich vor dem Skifahren fürchtet und gleichzeitig wünscht, recht bald Skifahren zu dürfen, bleibt – *gleich*mütig, das heißt, das Skifahren ficht ihn nicht an. Er steht ihm „neutral“ gegenüber. Der Wunsch hebt die Angst auf. Hebt sie aus ihren Angeln, nimmt ihr den Wind aus ihren Segeln, wie Frankl stets betont hat.

So weit, so gut. Es fragt sich nur, wie es einem angstgeplagten Menschen gelingen mag, sich ausgerechnet dasjenige zu wünschen, was er so gar nicht erleiden will? Die Zauberformel lautet: mittels Humor. Der Humor löst die Verklemmung und schafft eine segensreiche geistige Distanz zu den „dräuenden Dramen", die sich plötzlich, ihres Ernstes beraubt, als Minidramen entpuppen, über die man sogar lachen kann.

Überlegen wir uns, wie man dem Studenten bezüglich seiner Redeangst helfen könnte. Nun, als Erstes müsste man feststellen, *was* er sich überhaupt – paradox intendierend – „sehnlichst" herbeiwünschen soll. *Was* ist das von ihm am meisten Gefürchtete? Viele angstgebeutelte Menschen wissen nicht einmal exakt, was im Zentrum ihrer Ängste steht. Sie sehen so vielfältige „Gespenster" ringsum, dass sie praktisch schon eine Dauerangst vor der Angst selbst entwickelt haben. Ihnen ist zu raten, mit ihrer eigenen Angst zu kommunizieren. „Setzen Sie sich gemütlich hin und schauen Sie Ihrer Angst ins Gesicht", könnte man ihnen sagen. „Und jetzt fordern Sie sie heraus. Ihre Angst muss Farbe bekennen. Sie soll die Karten offen auf den Tisch legen. Womit droht sie Ihnen? Womit erschreckt sie Sie? Was hat sie gegen Sie in der Hand?"

Würde man den Studenten so befragen, würde er möglicherweise antworten: „Am meisten fürchte ich, dass mein Professor mich vor allen meinen Kommilitonen zur ‚Schnecke' macht und mich als ‚Faulpelz' beschimpft, der nichts taugt und nichts gelernt hat." Damit hätte die Angst ihr Drohmittel auf den Tisch gelegt. Okay. *Diese Drohung* ist es also, mit der sie den Studenten in eisernem Griff hat, trotz bester Vorbereitung Blackouts bei ihm erzeugt, ihn vegetativ zappeln lässt und ihn aus dem Studium hinauswerfen will. Darf sie das? Nein! Wir raten dem Studenten, den Spieß umzudrehen und die Angst aus seinem Leben hinauszukatapultieren. Dazu müsste er nur ihr Drohmittel „ins Lächerliche ziehen", buchstäblich darüber lächeln, etwa so: „Ach, liebe Angst, deine Professorengeschichte ödet mich an! Soll der Professor doch schimpfen, so viel er will, er wird schließlich gut bezahlt an der Uni, da soll er sich auch lautstark bemerkbar machen! Außerdem muss es ‚Schnecken' und ‚Faulpelze' geben – was wäre unsere Welt, wenn sie nur von Strebern bewohnt wäre? Wenn ich das nächste Mal das Podium betrete, werde ich dies feierlich ‚im Namen aller Schnecken und Faulpelze' tun, und ich bin neugierig, ob der Professor entdeckt, welche Gruppe ich da vor ihm vertrete ..." Würde der Student sich zu einem solchen Dialog mit seiner Angst aufraffen, er würde garantiert schmunzelnd das Podium besteigen; und die Einzige, die ins Stocken geriete, wäre seine alte Angst, die, ihres Drohmittels entblößt, keine Angriffsfläche an seiner Seele mehr fände.

Wer den Mut aufbringt, „lächerlichen" Ängsten entgegenzulächeln, indem er sich das bislang Gefürchtete fröhlich

„zur Brust nimmt“, der ist Sieger auf der ganzen Linie. Nicht nur verscheucht er sämtliche „Gespenster“, die bei näherer Beleuchtung armselige Wichte sind, sondern er erlebt auch, dass die Realität nur halb so schlimm ist, wie er es sich bislang zurechtfantasiert hat. Würde unserem angstbefreiten Studenten nämlich ein echter Patzer unterlaufen, und würde sein Professor tatsächlich Grund zum Schimpfen haben, würde dessen Verdikt vermutlich milder ausfallen als erwartet, und die Mitstudenten würden vermutlich verständnisvoller reagieren als gedacht. Neben allen Risikokräften walten überraschend *protektive Kräfte* in unserem Leben, und sie „leib- und seelenhaftig“ zu spüren, ist es wert, unnötigen Ängsten zu entsagen und sich vertrauensvoll an das Leben und seine Kapriolen auszuliefern.

Womit wir wieder beim Vertrauen gelandet sind, beim Urvertrauen. Wenn es fehlt, fehlt viel. Auch das Selbstvertrauen. Ich erinnere mich an eine junge Frau, die ein Faschingsfest eröffnen sollte. Sie war eine graziöse Tänzerin und sollte einer Kinderballettgruppe vortanzen, wobei die Kinder dann ihre Bewegungen nachahmen sollten. Obwohl die junge Frau schon oftmals solche öffentlichen Veranstaltungen mit Bravour gemeistert hatte, litt sie unter heftigem Lampenfieber. „Ich werde bestimmt straucheln und hinplumpsen“, jammerte sie bei mir. „Ich kann nicht mehr schlafen, kaum mehr einen Bissen hinunter bringen. Ich bin mit den

Nerven fix und fertig. Ich werde absagen und eine Kollegin bitten, einzuspringen."

Davon riet ich ihr ab. Flucht ist kein Ausweg, denn die Angst holt einen immer wieder ein, wenn nicht im Fasching, dann bei einem anderen Fest und bei jeder anderen Bewährungsprobe des Lebens. Nein, ich riet ihr zu etwas ganz Ungewöhnlichem. Sie sei doch eine kreative Person, argumentierte ich, da solle sie eben im Fall des Falles spontan den „Strauchel-Plumps und Co.-Tanz" erfinden, der passe haargenau in den Fasching. Alle Ballettkinder müssten dann gemeinsam mit ihr und genau im Takt straucheln, hinplumpsen, wieder hochspringen und weitertanzen. Das gäbe eine lustige Gaudi! Die Frau lachte. „Den Kindern würde das wirklich Spaß machen", rief sie aus. „Aber die erwachsenen Zuschauer ...?" „Die Zuschauer sollen sich erst selbst aufs Parkett wagen und danach urteilen", konterte ich. „Haben Sie keine Sorge. Tanzen Sie den neu erfundenen Tanz so schwungvoll wie möglich, straucheln Sie mit dem größten Vergnügen und machen Sie beim Hinplumpsen die komischste Figur, die Sie zustande bringen. Sie werden sehen, die Eröffnung des Festes wird ein toller Erfolg werden." Halb skeptisch, halb schmunzelnd zog sie von dannen.

Als ich sie wieder sah, war sie gereift. Sie hatte sich aus dem aufgebauschten Angstgespinst befreit, und dies nicht nur dank unserer kleinen Plauderei. Zum einen war das Faschingsfest glänzend über die Bühne gegangen und hatte

„leider" gar keine Gelegenheit für „Strauchel, Plumps und Co." geliefert. Alles war perfekt gelaufen, und die junge Frau hatte wieder einmal erfahren dürfen, wie überflüssig ihre übermäßigen Ängste gewesen waren. Zum anderen hatte eine Szene in einem Fernsehfilm sie zutiefst beeindruckt. Wie sie mir schilderte, hört in dieser Szene ein Mann beim Arzt, dass er unheilbar krank sei und wohl noch etwa ein halbes Jahr zu leben habe. Der Mann überlegt kurz und sagt dann: „Nun, ein halbes Jahr ist eine lange Zeit. In der kann ich eine Menge tun, was ich noch tun will. Wenn ich bedenke, wie viele Menschen auf der Welt in diesem halben Jahr noch vor mir sterben werden und wie viele davon das gar nicht wissen und sich also auch nicht darauf vorbereiten können, dann bin ich geradezu privilegiert. Ich werde jetzt jede Stunde dieser Zeit, die vor mir liegt, sorgfaltig nützen. Sie haben mir mit der Wahrheit ein großes Geschenk gemacht, Doktor!"

Die junge Frau sagte: „So stark wie dieser Mann möchte ich auch werden. Da mache ich mir tausend Gedanken wegen eines Tanzfestes, das missglücken könnte, und bemerke überhaupt nicht, dass ich gesund bin, mich elastisch bewegen kann, ohne Einschränkung Pläne für die Zukunft schmieden kann usw. Ich glaube, ich muss mich ändern." Ich bestärkte sie in ihrem Entschluss. „Sie brauchen nur Ihr Urvertrauen aufzustocken", sagte ich. „Dann haben Sie alles Rüstzeug, das Ihnen hilft, sowohl Tanzeröffnungen als auch notfalls schlimme ärztliche Diagnosen zu bestehen. Denn dort, wo das Urvertrauen schwächelt, hat die Urangst das Sagen, und die pocht stets, mehr oder weniger versteckt, auf die letztendliche Auslöschung des eigenen Ichs, wie sie uns – aus der Perspektive des reinen Sachverstandes – droht. Das Ich, das im Versagen oder in der Schuld, in Krankheit und im Tod untergeht. Das Urvertrauen hingegen kündet von einer Metaebene, in der der Tod nicht das letzte Wort hat und in der jeder winzige Funken Liebe und Güte und Mut und Weisheit im Leben eines Menschen seinen unverlierbaren Platz hat und behält. Wenn also die Filmszene, die Ihnen so imponiert, eine solche Anziehungs- und Vorbildkraft für Sie hat, dann sind Sie schon auf dem besten Weg schnurgerade hinein ins Urvertrauen." Die junge Frau verließ mich mit forschem Schritt und gefestigter Seele. „Sie haben recht mit dem Vorbild", meinte sie beim Abschied. „Da ja auch ich nicht weiß, wie viel Lebenszeit mir noch beschieden ist, will ich künftig versuchen, meine Stunden bewusst gut zu nützen. Und sollte sich wieder einmal eine unsinnige Angst bei mir einnisten, die mir meine kostbaren Stunden vergällen will, dann werde ich sie selbst straucheln und hinplumpsen lassen. Mich soll sie nicht mehr quälen!" Beschwingt verließ sie mich.

Heute noch bin ich stolz auf diese meine ehemalige Patientin. Die Lektion, die sie im Zuge ihrer Angstbewältigung gelernt hat, ist unendlich mehr wert als ihre gesamte Tanzausbildung, an der sie – wie ich hoffe – noch viele Jahre Freude haben wird.

Die Methode der *Paradoxen Intention* ist bei Angststörungen und ihren vielfältigen Variationen indiziert, also bei unnötigen, überzogenen Ängsten, aber selbstverständlich nicht bei Ängsten mit einem realistischen Hintergrund. Man dürfte dem Dompteur im Zirkus nicht empfehlen, sich einen Kuss von seinem zahnkranken Tiger zu wünschen, oder gar, einen solchen zu versuchen. Aber man könnte Silke von ihrer Gewitterangst loseisen, indem man ihr empfiehlt, sich einen strahlenden Zickzackblitz quer durch ihr Wohn- und Schlafzimmer zu wünschen, der alle ihre alten Möbel zu Asche verglüht, damit endlich hübsche neue Möbel Einzug in ihr Heim halten könnten. „Bitte, bitte lieber Blitz, sei so nett und vergiss das fleckige Sofa nicht, und das wackelige Eckregal da drüben versenge auch noch …“ Stünde sie im sicheren Areal hinter dem Fenster und würde sie solcherart humorige Bitten vorbringen, könnten wir ihr voraussagen, „dass die Blitze heutzutage schlecht erzogen sind und sich keine Spur um die Bitten der Menschen scheren. Dass Silke leider weiterhin mit Sofa und Eckregal wird leben müssen, dafür aber bald ganz ohne Gewitterangst …“

Die *Paradoxe Intention* ist ein willentlicher und in humorigtrotziger Selbstüberwindung produzierter Wunsch, etwas Gefürchtetes möge eintreten. Im Normalfall ist ein solcher Wunsch absurd. Wir fürchten uns vor Krankheiten und wünschen sie uns nicht. Wir fürchten uns vor Börsenkrächen, Brandkatastrophen usw. und wünschen sie uns nicht. Bei den von Panikattacken heimgesuchten Patienten liegt der Normalfall jedoch nicht vor. Denn sie fürchten sich ständig und in ausuferndem Maße vor eher unwahrscheinlichen Bedrohungen mit der Folge, dass ihre Befürchtungen ihr Leben weit mehr vergällen, als es eventuell eintretende Unannehmlichkeiten tun würden. Sie fürchten sich enorm, bei Prüfungen zu versagen, was sie trotz ausreichender Kenntnisse blockiert. Sie fürchten sich extrem, sich in Gesellschaft anderer Leute zu blamieren, was sie scheu und linkisch macht. Sie fürchten sich hypochondrisch vor bakteriellen Ansteckungen, was ihren Reinlichkeitsfimmel fördert. Sie fürchten sich hysterisch vor einem Verkehrscrash, was sie am Reisen hindert, und so geht es fort. Am Ende sind sie total in sich verkrochen und trauen sich rein gar nichts mehr zu. Helfen kann ihnen da nur noch die Anwendung der *Paradoxen Intention*.

„Auf zur Prüfung mit dem Wunsch, so miserabel abzuschneiden wie nur möglich! Der Rekord der dümmsten Schüler muss schließlich gebrochen werden!" Lächerlich? Klar – und Lachen ist just das Gegenteil von Angst. Wer bei der Prüfung durchfallen *will*, braucht vor einem schlechten Ergebnis nicht zu bibbern und ist daher – „unblockiert".

„Auf zur Party mit dem Wunsch, von allen Teilnehmern unisono verspottet zu werden! Jemand muss schließlich den

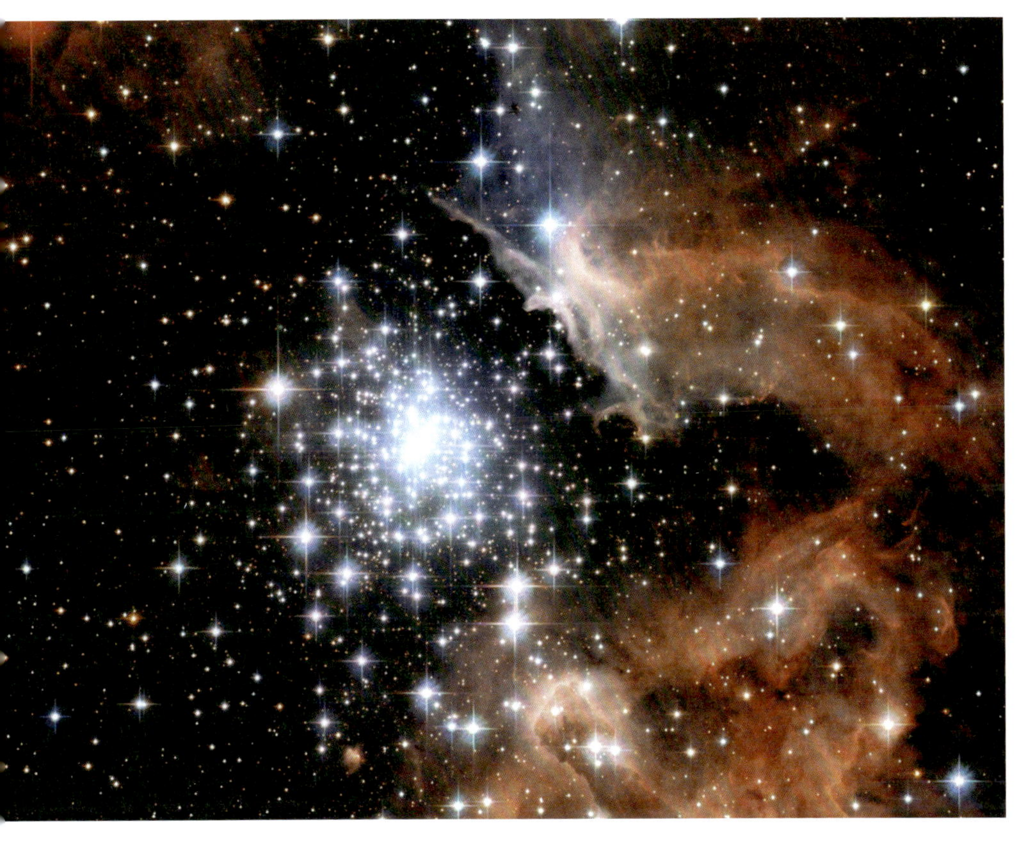

Geistige Ziele liegen außerhalb des Irdischen.

(Offener Sternhaufen NGC 3603 neben Gasnebeln, dem Geburtsort der Sterne)

Kasperl, den Hofnarren spielen!" Tapfer? Klar – und Tapferkeit ist just das Gegenteil von Angst. Wer mit dem Gespött einverstanden ist, braucht davor nicht zurückzuschrecken und benimmt sich leger und ungezwungen.

„Herbei mit sämtlichen Krankheitskeimen der Umgebung! Eine Woche Betturlaub mit spannender Lektüre wäre gar nicht übel, und die Ärzte wollen schließlich auch etwas verdienen!" Gelassen? Klar – und Gelassenheit ist just das Gegenteil von Angst. Wer eine Ansteckung innerlich in Kauf nimmt, verfällt keinem Putzzwang und hat die Hände frei für Besseres.

„Herbei mit Flugzeugabstürzen, Zugentgleisungen, Bussaltos und Autokarambolagen! Ohne Abenteuer wäre das Leben stinkfade!" Waghalsig bis zur Unvernunft? Klar – und solche Waghalsigkeit ist just das Gegenteil von Angst. Wer sich mit der Begrenztheit des Lebens abfindet, muss nicht dauernd an den Tod denken und darf sich an einer illustren Reise vergnügen. Die *Paradoxe Intention* entfaltet sich wie ein Schutzschirm über der überängstlichen Person und schützt sie mittels gesundem Trotz und groteskem Humor vor dem Ernstnehmen imaginierter Horrorszenarien, die weit und breit noch nicht oder überhaupt nicht im Anmarsch sind.

Liest man bei Konrad Lorenz und anderen Verhaltensforschern nach, findet man die Beschreibung eines analogen „Schutzschirms" im Tierreich. Zum Beispiel bekämpfen sich zwei Wölfe so lange, bis feststeht, wer der Stärkere ist und die Schlacht gewinnen wird. Dann „weiß" der schwächere Wolf, der im Begriff ist, tot gebissen zu werden, einen Ausweg aus seiner Not: Er wendet die „Demutsgebärde" an. Das heißt, er bietet die verwundbarste Stelle seines Körpers, den Hals mit der gefährdeten Halsschlagader, den Fangzähnen seines Gegners dar, indem er sich gerade so hinstellt, dass dieser bequem hineinbeißen kann. Na, wenn das keine *Paradoxe Intention* ist! Die Stellung des unterlegenen Tieres bringt deutlich zum Ausdruck, dass der Sieger „herzlich eingeladen ist", sich zu bedienen; und das Angebot des verletzlichsten Körperteils setzt noch ein Rufzeichen dahinter.

Auf diese Demutsgebärde hin geschieht nun auch nichts anderes als bei der Anwendung der *Paradoxen Intention* im psychotherapeutischen Kontext: *Das paradox Intendierte geschieht nicht!* Der Siegerwolf beißt nicht zu! Lorenz sprach von einer sozialen Hemmung des Siegertieres, die mit der Demutsgebärde des Verlierertieres gekoppelt sei. Der Sinn dieser sozialen Hemmung liege darin, die eigene Art nicht auszurotten, ein Aspekt, bezüglich dessen wir Menschen von den Wölfen noch etwas lernen könnten.

Faktum ist: Der Wolf, der nicht mehr gegen den mächtigen Feind ankämpft, sondern so tut, als würde er „liebend gerne" von ihm gefressen, ist gerettet. Und der Patient, der nicht mehr gegen seine mächtigen Befürchtungen ankämpft, sondern sich genauso „übertrieben" das von ihm Gefürchtete standhaft herbeiwünscht, ist ebenfalls gerettet. Wo *hinein* gerettet? In ein vibrierendes Dasein mit den „tausend und einen“ Spielräumen, aus denen die Angst ihn so lange verscheucht hatte. Er kann sich wieder spannende Aufgaben suchen und sie mit Lust und Laune erfüllen. Er kann sich wieder anderen Menschen unverkrampft zuwenden, sich regelmäßig mit Freunden und Bekannten in einer überschaubaren Runde treffen und gemeinsam mit ihnen etwas Erbauliches tun bzw. erleben. Zum Beispiel gemeinsam singen, eine Ausstellung besuchen, über Romane diskutieren und vieles mehr, und dabei das ewige Problematisieren, Klagen und Kreisen um Ungutes völlig weglassen – nicht um es zu verdrängen, sondern um den Blick bewusst und jubelnd auf jene Gipfelpunkte seiner höheren existenziellen Schichten zu lenken, die er aus früherer „Talperspektive“ schon nicht mehr wahrgenommen hatte und die doch alles Auf und Ab der „Bergkette seines Daseins“ krönen.

▪ ▪ ▪

Elisabeth Lukas hat uns in dem vorliegenden Buch eine Reihe von Wegzeichen zu glückendem Leben beschrieben. Wenn wir ihren heilsamen Pfaden aufwärts folgen, werden wir uns gewiss nicht verirren. Dabei können wir ein wenig „Wegzehrung" gebrauchen. Seelische Gesundheit ist eine Art Cocktail, der sich aus wichtigen Zutaten zusammensetzt. Wer eine tief liegende Angstneigung in sich verwandeln will, muss entsprechend schmackhafte Elixiere mischen. Die geeignete Rezeptur für einen gelungenen Anti-Angstcocktail für die Durststrecken unseres „Höhenweges" möchte ich wie folgt zusammenfassen: Wir verwenden dazu ...

1. ein Löffelchen Urvertrauen, das uns mit Hoffnung und gestärktem Selbstbewusstsein ausstattet. Danach geben wir ...

2. eine Prise Stille und Ruhe dazu, damit uns unsere „innerste Stimme" die richtigen Pfade an kritischen Kreuzungen suggerieren kann. Würzen wir den Gesundheits-Cocktail ...

3. mit einer gehörigen Portion Humor, um über uns selbst lachen und anderes als nur uns selbst wichtig nehmen zu können. Dazu kommt ...

4. der dunkle Grundstock, die Zutat des „Trotzdem-ja-Sagens" zu zeitweiligem Ungemach und Leid, für einen stabilen Seelengrund. Darüber gießen wir ...

5. die Bereitschaft, Ansprüche grundsätzlich hinunter- und stattdessen Frohsinn und Freude hinaufzuschrauben. Das alles rühren wir ...

6. mit einer am jeweiligen „Sinn des Augenblicks" orientierten Gestaltungsmaxime zusammen, die uns stets daran erinnern mö-

ge, dass uns die Gnade zuteil geworden ist, „Mitgestalter dieser Welt“ zu sein, und dass es daher auf jeden Einzelnen von uns ankommt. Denn von jedem von uns hängt letztlich mit ab, ob wir uns (global wie personal) eine menschenwürdige Zukunft erobern können, in der der Friede überwiegt – der Friede untereinander und der Friede mit sich selbst.

Vita der Autoren

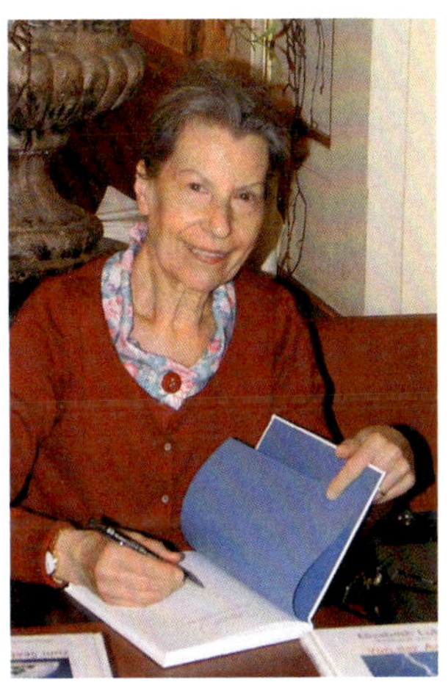

Elisabeth Lukas ist Klinische Psychologin und approbierte Psychotherapeutin. Als Schülerin von Prof. Viktor E. Frankl spezialisierte sie sich auf die Anwendung der Logotherapie, die sie methodisch weiterentwickelte. 17 Jahre lang war sie Leiterin und Ausbilderin am „Süddeutschen Institut für Logotherapie" in Fürstenfeldbruck. In den vergangenen Jahrzehnten schrieb und publizierte sie über 30 Bücher, die in 18 Sprachen übersetzt worden sind. Vortragsreisen führten sie weltweit zu über 50 Universitäten. Heute lebt Elisabeth Lukas in Wien.

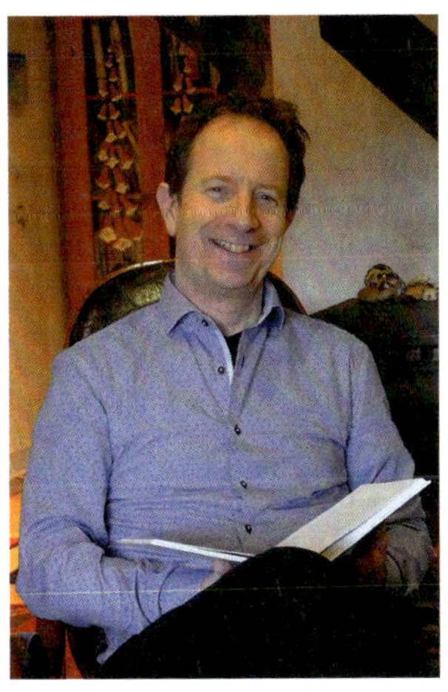

Reinhardt Wurzel war nach seiner Zeit als Rettungssanitäter zwölf Jahre lang als freier Journalist für große Zeitschriften tätig. Nach einem weiteren Berufswechsel betreibt er seit Herbst 2000 bei Nürnberg eine Praxis für Alternativmedizin, in der die manuelle neuromuskuläre Behandlungsmethode Vitametik zur Anwendung kommt. Ergänzend kommt das Gedankengut der Logotherapie zum Einsatz. In der Freizeit organisiert Reinhardt Wurzel Abenteuerreisen zu Naturereignissen.

Fotonachweis

© WR Presse-Medien-Studio, D-90552 Röthenbach

Titel:	Reinhardt Wurzel
Seite 15:	Reinhardt Wurzel
Seite 23:	Jürgen Michelberger
Seite 29:	Ulf Lassmann
Seite 37:	Walter Vugrin
Seite 47:	Jürgen Michelberger
Seite 53:	Ulf Lassmann
Seite 63:	Reinhardt Wurzel
Seite 69:	Walter Vugrin
Seite 77:	Ulf Lassmann
Seite 87:	Reinhardt Wurzel
Seite 99:	Jan Piechaczek
Seite 100:	Walter Vugrin
Seite 115:	Jürgen Michelberger
Seite 123:	Reinhardt Wurzel
Seite 135:	NASA
Seite 141:	Reinhardt Wurzel

Bedeutende Werke von Elisabeth Lukas

– Alles fügt sich und erfüllt sich (Profil, München, 2010)
– Auf den Stufen des Lebens (Topos, Kevelaer, 2018)
– Aus Krisen gestärkt hervorgehen (Topos, Kevelaer, 2013)
– Binde deinen Karren an einen Stern (Neue Stadt, München, 2013)
– Burnout ade! (Profil, München 2012)
– Dein Leben ist deine Chance (Neue Stadt, München, 2012)
– Den ersten Schritt tun (Butzon & Bercker, Kevelaer, 2019)
– Der Freude auf der Spur (Neue Stadt, München, 2010)
– Der Schlüssel zu einem sinnvollen Leben (Kösel, München, 2011)
– Die Kunst der Wertschätzung (Neue Stadt, München, 2013)
– Einmal rund um die Sonne (Neue Stadt, München, 2016)
– Familienglück (Topos, Kevelaer, 2012)
– Frankl und Gott (Neue Stadt, München, 2019)
– Freiheit und Geborgenheit (Profil, München, 2012)
– In der Trauer lebt die Liebe weiter (Butzon & Bercker, Kevelaer, 2019)
– Inspirationen für die Seele (Profil, München, 2015)
– Konzentration und Stille (Profil, München, 2005)
– Lebensstil und Wohlbefinden (Profil, München, 2010)
– Persönliches und Besinnliches (Profil, München, 2017)
– Quellen sinnvollen Lebens (Neue Stadt, München, 2014)
– Rendezvous mit dem Leben (Topos, Kevelaer, 2016)
– Sehnsucht nach Sinn (Profil, München, 2004)
– Spannendes Leben (Profil, München, 2014)
– Verlust und Gewinn (Profil, München, 2007)
– Vom Sinn des Augenblicks (Topos, Kevelaer, 2014)
– Was das Leben wertvoll macht (Topos, Kevelaer, 2014)
– Wie Leben gelingen kann (Butzon & Bercker, Kevelaer, 2018)
– Wertfülle und Lebensfreude (Profil, München, 2011)

Elisabeth Lukas im Verlag Neue Stadt

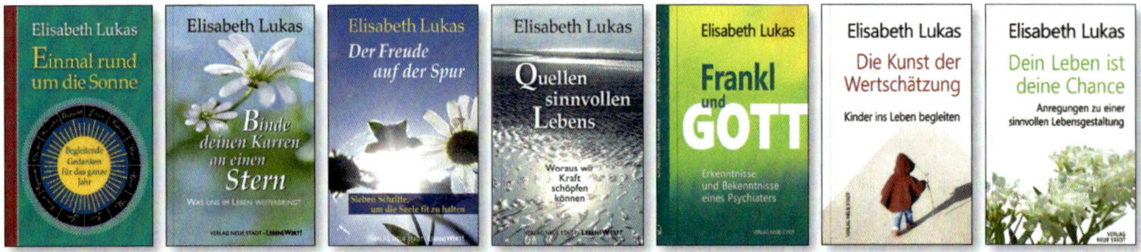

Einmal rund um die Sonne. Begleitende Gedanken für das ganze Jahr
304 Seiten, gebunden, ISBN 978-3-7346-1091-2

Binde deinen Karren an einen Stern. Was uns im Leben weiterbringt
Hilfen, den eigenen „Lebenskarren" voranzubringen in den vielfältigen Herausforderungen.
160 Seiten, gebunden, ISBN 978-3-87996-907-4

Der Freude auf der Spur. Sieben Schritte, um die Seele fit zu halten
Weil eine tiefe Grundfreude lebenswichtig ist – für die seelische Gesundheit und für die Beziehungen, in denen wir leben. *160 Seiten, gebunden, ISBN 978-3-87996-797-1*

Quellen sinnvollen Lebens. Woraus wir Kraft schöpfen können
160 Seiten, gebunden, ISBN 978-3-7346-1002-8

Frankl und Gott
Erkenntnisse und Bekenntnisse eines Psychiaters
192 Seiten, gebunden, ISBN 978-3-7346-1183-4

Die Kunst der Wertschätzung. Kinder ins Leben begleiten
Was Eltern und Erzieher dazu beitragen können, dass „ihre Kinder glücklich werden".
160 Seiten, gebunden, erweiterte Neuausgabe, ISBN 978-3-7346-1144-5

Dein Leben ist deine Chance
Anregungen zu einer sinnvollen Lebensgestaltung
Kriterien für die Suche nach dem eigenen Weg – für Jung und Alt.
192 Seiten, gebunden, erweiterte Neuausgabe, ISBN 978-3-7346-1145-2

Mehr unter www.neuestadt.com